Prof. Dr. med. Dagny Holle-Lee

MIGRÄNE DOC

Für Roland und Winston –
ihr seid mein sicherer Hafen und
mein größtes Abenteuer.

Prof. Dr. med.
Dagny Holle-Lee

MIGRÄNE DOC

Migräne und Kopfschmerzen verstehen.
Wissen erlangen. Symptome wirksam lindern.
Hilfreiche Erfahrungsberichte
aus der Migräne-Ambulanz.

INHALT

FALLBEISPIELE AUS DER PRAXIS

Diagnose und Lösungsansätze

LIEBE LESERIN, LIEBER LESER,

seit über 15 Jahren gilt meine ganze Leidenschaft der Therapie von Menschen mit Migräne und Kopfschmerzen. Ein Zugang zu diesem Thema ist für mich ein ganz persönlicher: Ich leide selbst an Migräne. Ich kenne die lähmende Erschöpfung, die mit einer Attacke kommen kann, das Gefühl von Kontrollverlust, die Angst vor dem nächsten Anfall. Diese eigene Erfahrung hat mein ärztliches Denken geschärft. Sie hilft mir, besser zuzuhören – und manchmal auch, genauer hinzuschauen.

Jedes Jahr behandle ich mehrere Tausend Patientinnen und Patienten, begleite sie durch schwierige Phasen, versuche, individuelle Wege zur Linderung zu finden – und forsche intensiv an den Ursachen und an neuen Therapiemöglichkeiten. Was mich an diesem Fachgebiet immer wieder fasziniert, ist seine enorme Vielfältigkeit: Es gibt kleine Kinder mit Migräne, Jugendliche, bei denen der Schmerz mitten in der Schulzeit alles verändert, und ältere Menschen, bei denen die Migräne plötzlich wiederkehrt. Migräne kann als heftiger Kopfschmerz auftreten – oder sich ganz anders zeigen, etwa als Schwindel oder Sehstörung, ohne dass der klassische Schmerz im Vordergrund steht.

Was ich über Migräne und Kopfschmerzen weiß, habe ich zu einem großen Teil nicht aus Fachbüchern gelernt, sondern aus Gesprächen mit Betroffenen. Die meisten meiner Erkenntnisse verdanke ich dem offenen Austausch mit Patientinnen und Patienten. Sie haben mir gezeigt, welche Symptome dazugehören, wie sehr der Alltag dadurch eingeschränkt wird – und was tatsächlich hilft. Denn trotz aller Fortschritte ist vieles noch immer unklar. In manchen Bereichen sind Kopfschmerzen und Migräne geradezu rätselhaft. Erst langsam beginnen wir zu verstehen, welche biologischen Prozesse dahinterstecken und warum so viele Menschen davon betroffen sind.

Deshalb bin ich sehr dankbar, dass so viele Menschen bereit sind, ihre persönliche Kopfschmerzgeschichte mit mir zu teilen. Aus diesen Gesprächen entsteht die beste Grundlage für eine wirksame Behandlung. Denn eine gute Therapie entsteht nur im Miteinander – im Zusammenspiel von ärztlichem Wissen und persönlicher Erfahrung.

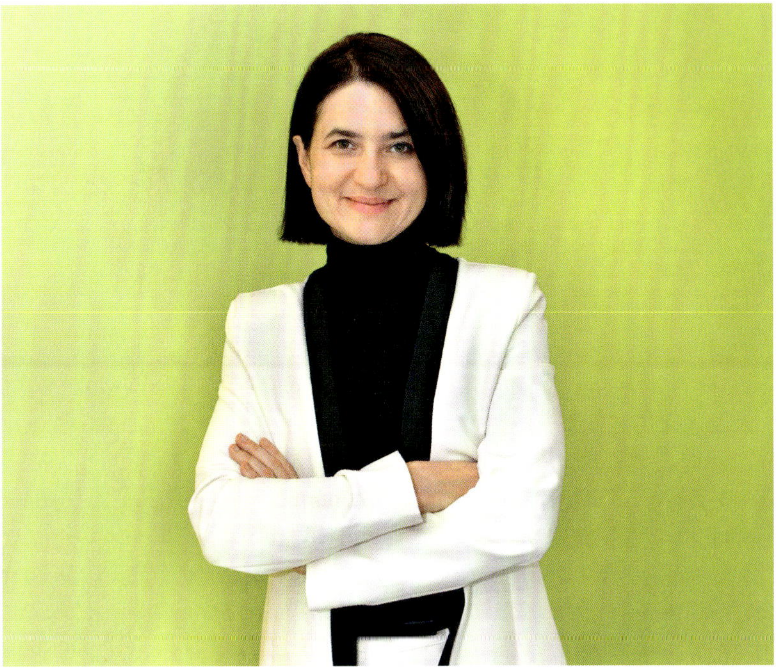

In diesem Buch möchte ich die vielen Fragen aufgreifen, die mir im Alltag begegnen: in der Sprechstunde, per E-Mail, auf Fortbildungen und zunehmend auch über soziale Medien wie Instagram. Diese Fragen haben nicht nur mein eigenes Verständnis vertieft, sondern helfen auch anderen Menschen mit Kopfschmerzen und Migräne, sich besser in ihrer Erkrankung zurechtzufinden.

Ich hoffe, dass dieses Buch ein Begleiter wird – ein Stück Orientierung, Ermutigung und Klarheit inmitten einer oft unübersichtlichen Welt von Symptomen, Diagnosen und Therapien.

Herzlichst Deine Dagny Holle-Lee

Hier geht es zu meinem Willkommensgruß.

1

MIGRÄNE VERSTEHEN

Was du über die Erkrankung wissen solltest

Migräne ist eine neurologische Erkrankung, die Millionen Menschen betrifft – quer durch alle Altersgruppen, unabhängig von Geschlecht, Herkunft oder Lebensstil. Leider wird sie oft bagatellisiert. Aussagen wie »Das ist doch nur ein bisschen Kopfschmerz« oder »Reiß dich zusammen« spiegeln nicht nur Unwissen wider, sondern führen auch dazu, dass viele Betroffene sich unverstanden und allein gelassen fühlen.

Dabei ist Migräne eine hochkomplexe Erkrankung des Gehirns, bei der es zu einer Fehlregulation von Nerven- und Botenstoffsystemen kommt. Diese Fehlsteuerung äußert sich nicht nur in pochenden, einseitigen Kopfschmerzen, sondern in einer Vielzahl von Symptomen: Übelkeit, Erbrechen, Licht- und Geräuschempfindlichkeit, Sehstörungen, Sprachprobleme oder sogar vorübergehende Lähmungen. Und auch der Verlauf ist individuell: Manche Menschen haben nur ein- bis zweimal im Jahr eine Attacke, andere leben mit chronischer Migräne, die an mehr als der Hälfte der Tage im Monat auftritt.

In Gesprächen mit Migräne-Betroffenen habe ich oft die Erfahrung gemacht, dass ein großes Maß an Unwissenheit über die Erkrankung selbst besteht. Diese Unsicherheit kann Ängste verstärken und den Umgang mit der Krankheit zusätzlich erschweren. Deshalb ist es mir besonders wichtig, dass Betroffene nicht nur eine korrekte Diagnose und die passenden Medikamente erhalten, sondern auch verstehen, unter welcher Erkrankung sie tatsächlich leiden. Dieses Wissen bildet aus meiner Sicht die Grundlage dafür, mit der eigenen Migräne besser zurechtzukommen und trotz der Erkrankung ein gutes und erfülltes Leben zu führen. Man gewinnt erheblich Kontrolle über die Erkrankung, wenn man versteht, was im Kopf passiert.

DIE ENTDECKUNG VON CGRP – GAMECHANGER MIT VERZÖGERUNG

Bis Anfang der 1980er-Jahre war noch relativ unbekannt, wie eine Migräne entsteht. Über Jahrzehnte dachte man, dass vor allem eine Erweiterung der Blutgefäße für die Migräne-Kopfschmerzen verantwortlich ist. In diesem Zusammenhang sprach man auch von der sogenannten vaskulären Hypothese der Migräne. Anfang der 1980er-Jahre entdeckten Forscher dann in den Halsvenen von Migräne-Patientinnen und -Patienten das CGRP-Molekül. CGRP ist die Abkürzung für *Calcitonin Gene-Related Peptid* und ist ein Botenstoff im menschlichen Körper. CGRP findet man im gesamten Körper und auch im Gehirn. Es besteht aus 37 Aminosäuren und es sind zwei Unterformen bekannt: eine Alpha-Unterform und eine Beta-Unterform. Vor allem die Alpha-Unterform spielt für Migräne eine wichtige Rolle, weil man sie überall im Gehirn findet. Während einer Migräne-Attacke kann eine erhöhte Konzentration dieses Moleküls nachgewiesen werden. Bei Menschen mit chronischer Migräne gelang dieser Nachweis sogar, wenn die Betroffenen gerade keine oder keine starken Schmerzen hatten. In weiteren Untersuchungen konnte dann gezeigt werden, dass man durch eine CGRP-Infusion sogar Migräne-Attacken auslösen kann. Das war ein ganz wichtiger Schritt in der Migräne-Medizin. Bislang hatte man Migräne nur mit Medikamenten behandelt, die zufälligerweise auch bei Migräne wirksam waren. So setzte man zum Beispiel Betablocker ein, die eigentlich für Herzerkrankungen gedacht sind, oder auch Antidepressiva und Antiepileptika. Bei all diesen Medikamenten hatte man nur durch Zufall herausgefunden, dass sie auch bei Migräne wirksam sind. Nun hatte man aber ein Schlüsselmolekül entdeckt und konnte beginnen, Medikamente zu entwickeln, die spezifisch Migräne behandeln können. Der erste Therapieversuch mit einem Medikament, das den Rezeptor des CGRP blockierte, scheiterte kläglich – nicht, weil das Medikament nicht wirksam gewesen wäre, denn das war es, aber nach der Einnahme kam es bei einigen Patienten zu einem starken Anstieg der Leberwerte, sodass dieser Therapiezweig zunächst wieder eingestampft wurde. Es sollte über 20 Jahre dauern, bis die nächste spezifische Migräne-Medikation auf den Markt kam. 2019 wurde in Deutschland Erenumab eingeführt. Ein Antikörper, der CGRP bindet – eine Revolution auf dem Gebiet der Migräne-Therapie. Zum ersten Mal stehen uns seitdem spezifische Migräne-Medikamente zur Verfügung, die extra für Migräne entwickelt wurden und auch nur bei dieser Krankheit wirksam sind.

UND WENN DIE MEDIKAMENTE WIRKUNGSLOS SIND?

Viele Betroffene beginnen zu zweifeln, ob sie überhaupt unter Migräne leiden, wenn bestimmte Akutmedikamente wie Triptane oder vorbeugende Medikamente nicht wirken. Manche fühlen sich sogar schuldig und fragen sich, ob sie persönlich etwas falsch machen. Dabei ist es überhaupt nicht ungewöhnlich, dass einzelne Schmerzmittel oder auch prophylaktische Medikamente bei Migräne nicht die gewünschte Wirkung zeigen. Kein Medikament wirkt bei allen Menschen gleichermaßen.

Fallbeispiel 1
Silke und die eingebildeten Kopfschmerzen

»Ich glaube schon, dass ich mir meine Kopfschmerzen nur einbilde«, sagt Silke, eine kompetente Kollegin, Ende 40. »Wir haben schon alle möglichen Therapieversuche gemacht und bislang ist die Migräne einfach nicht besser geworden. Zuletzt haben wir nun eine Therapie mit CGRP-Antikörpern ausprobiert. Es kann doch nicht sein, dass die CGRP-Antikörper bei allen helfen, nur bei mir nicht«, seufzt sie. »Ich habe schon das Gefühl, ich würde simulieren. Ich hatte am Wochenende Dienst und saß wieder mit Migräne im Arztzimmer der Intensivstation, sodass ich wieder Triptane einnehmen musste. Und das, obwohl ich seit einigen Monaten CGRP-Antikörper spritze. Kann das überhaupt sein, dass es bei mir nicht wirkt?«

»Aktuell gibt es kein Medikament, das bei allen Migräne-Patienten wirkt. Man kann also keinesfalls ein Medikament benutzen, um die Diagnose einer Migräne zu stellen oder sie eben nicht zu stellen. Wenn ein Medikament nicht wirkt, heißt das einfach nur, dass es nicht wirkt – nicht mehr. Auch die CGRP-Antikörper sind bei Weitem nicht bei jedem erfolgreich. Unsere eigenen Daten, erhoben aus unserer Sprechstunde, zeigen, dass von den Patienten etwa ein Drittel ein sehr gutes Therapieansprechen zeigt, ein Drittel ein mäßiges und ein Drittel gar kein Therapieansprechen aufweist. Es ist also gar nicht ungewöhnlich, dass die CGRP-Antikörper nicht helfen. Manchmal bekommt man in den Medien den Eindruck, es sei ungewöhnlich, aber das ist die Regel.«

»Das beruhigt mich schon mal sehr. Im Prinzip hat sich nur eine Sache unter den CGRP-Antikörpern geändert. Der Schmerz kommt deutlich plötzlicher, das heißt, ich kann gar nicht mehr frühzeitig die Medikation einnehmen, weil es gar keinen richtigen Anfang mehr gibt, der sich langsam anschleicht. Stattdessen geht die Schmerzattacke von jetzt auf gleich mit voller Wucht los. Früher hatte ich am Anfang immer ein bisschen Nackenschmerzen, ein bisschen Lichtempfindlichkeit, und da wusste ich, jetzt geht es gleich los. Es lohnt sich, eine Schmerztablette zu nehmen. Den Zeitpunkt verpasse ich jetzt meistens – und deswegen schaden mir die CGRP-Antikörper eher, als dass sie mir in irgendeiner Form nutzen.«

»Das scheint einfach nicht das richtige Medikament für Sie zu sein«, sage ich zu ihr. »Lassen Sie uns doch einfach Botox ausprobieren. Das haben Sie noch nicht versucht und das wäre etwas ganz anderes.«

»Na gut, versuchen wir das«, seufzt sie.

Leider wissen wir noch viel zu wenig über Migräne, um im Voraus sagen zu können, welche Patientin oder welcher Patient auf ein bestimmtes Präparat besonders gut oder auch gar nicht anspricht. Wahrscheinlich verbirgt sich hinter dem Begriff der Migräne eine Vielzahl unterschiedlicher Migräne-Arten. Diese individuellen Unterschiede beeinflussen, welche Medikamente wirksam sind – oder eben nicht.

Das ist jedoch keine Schuld der Betroffenen, sondern eine Herausforderung für die Wissenschaft. Forscherinnen und Ärzte arbeiten kontinuierlich daran, mehr über die verschiedenen Formen der Migräne zu verstehen, um gezieltere und effektivere Behandlungen zu ermöglichen.

DER GENETISCHE FAKTOR

Migräne ist eine angeborene Erkrankung. Die Wahrscheinlichkeit, dass Eltern ihre Migräne an ihre Kinder vererben, ist relativ groß. Wenn beide Eltern betroffen sind, liegt das Risiko für ihre Kinder fast bei 100 Prozent – und leider kann man dagegen zum gegenwärtigen Zeitpunkt auch nichts tun.

Fallbeispiel 2
Ingrid und die Frage der Gentherapie

Ingrid, eine langjährige Patientin, kommt aufgeregt in meine Sprechstunde. »Ich habe gelesen, dass es jetzt Gentherapien gibt. Wäre das nicht etwas für meine Enkelkinder? Vielleicht kann man so verhindern, dass die Migräne überhaupt ausbricht?«, fragt sie hoffnungsvoll.

»Leider sind wir davon noch weit entfernt«, erkläre ich ihr. »Die meisten Migräne-Formen sind zwar genetisch bedingt, doch mittlerweile kennt man über 50 verschiedene Gene, die eine Rolle spielen können. Es gibt also nicht das eine Migräne-Gen, das man einfach abschalten könnte. Eine Ausnahme bildet die sogenannte hemiplegische Migräne, die mit halbseitigen Lähmungserscheinungen einhergeht. Für diese seltene Form sind tatsächlich spezifische Gene bekannt, die für bestimmte Ionenkanäle verantwortlich sind und die Erregbarkeit von Nervenzellen beeinflussen. Aber selbst für diese Form gibt es bislang keine Gentherapie.«

Ingrid schaut enttäuscht – und ich verstehe, dass sie sich eine andere Antwort gewünscht hätte.

Es scheint, als sei Migräne so tief in der Funktionsweise unseres Gehirns verankert, dass sie sich nicht einfach herauslösen lässt. Vielleicht – auch wenn das etwas philosophisch klingt – gehört ein bisschen Migräne zum Menschsein dazu. Denn interessanterweise ist Migräne trotz der Beeinträchtigung im Alltag über Jahrtausende im menschlichen Genpool erhalten geblieben. Wäre sie ausschließlich nachteilig, gäbe es heute wohl keine Migräne-Betroffenen mehr. Eine Theorie besagt, dass die erhöhte Reizempfindlichkeit des Migräne-Gehirns möglicherweise sogar einen Überlebensvorteil mit sich bringen kann. Oft wird hier das Beispiel aus früheren Zeiten genannt: Menschen mit einer besonders ausgeprägten Wahrnehmung konnten potenzielle Gefahren wie wilde Tiere früher erkennen und sich rechtzeitig in Sicherheit bringen. Das hätte ihnen einen Vorteil gegenüber anderen verschafft, deren Sinne weniger geschärft waren. Natürlich bleibt das eine Hypothese, doch sie zeigt, dass die besonderen Eigenschaften des Migräne-Gehirns nicht nur als Belastung gesehen werden müssen. Möglicherweise bergen sie auch positive Aspekte.

Zudem ist es entscheidend zu wissen, dass eine genetische Veranlagung für Migräne nicht zwangsläufig bedeutet, dass die Erkrankung in schwerer Form auftritt. Viele Betroffene sorgen sich, dass auch ihre Kinder unter Migräne leiden werden. Doch es ist durchaus möglich, dass sie gar keine oder nur eine sehr leichte Form der Migräne entwickeln. Das sollte man immer im Hinterkopf behalten, um unbegründete Ängste und Sorgen zu vermeiden.

VORSICHT VOR FEHLDIAGNOSEN

In der Sprechstunde taucht häufig die Frage auf, ob die wiederkehrenden starken Migräne-Kopfschmerzen irgendwann das Gehirn schädigen können. Ich erinnere mich gut an eine Patientin, deren Mutter an Alzheimer erkrankt war und die befürchtete, die gleiche Demenz als Folge ihrer Migräne zu entwickeln. Hier kann man Betroffene aber gut beruhigen: Migräne führt auch bei schweren Attacken und auch bei Attacken über viele Jahre nicht zu einer Hirnschädigung. Auch hat man durch Migräne kein erhöhtes Risiko für einen Hirntumor.

Allerdings finden sich bei Migräne häufiger sogenannte *White Matter Lesions.* Das sind kleine Pünktchen tief in der weißen Substanz des Gehirns, die sich mittels MRT nachweisen lassen. Besonders bei Migräne-Betroffenen mit einer Aura treten sie gehäuft auf. Über ihre Bedeutung wird in der Wissenschaft viel gestritten, da kleine Schlaganfälle oder auch Läsionen bei einer Multiplen Sklerose, einer entzündlichen Erkrankung des Gehirns, ganz ähnlich aussehen können. Einigkeit herrscht jedoch darüber, dass man diesen *White Matter Lesions* bei Migräne keinen klaren Krankheitswert zurechnen kann. Sie können im Verlauf mehr werden, sich aber auch zurückbilden. Wichtig ist vor allem, dass in langen Querschnitts- und Longitudinalstudien kein Anhaltspunkt gefunden wurde, dass sie die Ursache für eine weiterreichende Hirnschädigung sein könnten. So entwickeln diese Betroffenen nicht eher eine Demenz als andere Patienten. Die viel größere Gefahr geht davon aus, dass die *White Matter Lesions* mit anderen Läsionen des Gehirns verwechselt werden könnten, zum Beispiel mit den Läsionen einer Multiplen Sklerose, was zu unnötigen Untersuchungen und unnötigen Ängsten bei den Betroffenen führt.

Fallbeispiel 3

Helena und die Angst vor Multipler Sklerose

Einmal stellte sich bei mir in der Sprechstunde eine 23-jährige Frau vor, die seit etwa vier Jahren unter regelmäßig auftretenden, klaren Migräne-Attacken litt. Da diese Attacken zu einem hohen Leidensdruck geführt hatten, hatte sich der Hausarzt entschlossen, die Patientin zur MRT des Gehirns zu schicken, um herauszufinden, ob sich für die Kopfschmerzen nicht doch noch eine andere Ursache finden würde. Die junge Frau hatte mittlerweile große Angst davor, einen Hirntumor zu haben. Im MRT zeigten sich nun diese typischen Veränderungen des weißen Marklagers. Eigentlich ein ganz typischer Befund für Migräne. Aber was passierte nun? Zwar erkannte der Radiologe, dass es sich wahrscheinlich um eine Migräne handeln könnte, aber er schrieb, um ganz sicher zu gehen, noch als Differenzialdiagnose in den Befundbericht, dass es natürlich auch eine Multiple Sklerose sein könnte. Dieser kleine Nebensatz im Befundbericht hatte für die Patientin weitreichende Folgen. Zum einen bekam sie den Arztbericht ohne Erklärung in die Hände und googelte natürlich gleich die Diagnose Multiple Sklerose. Was sie dort fand, war sehr beunruhigend. Sie sah Bilder von jungen Frauen im Rollstuhl, in Chats las sie über Frauen, die Angst hatten, ihre Kinder nicht versorgen zu können, und deren gesamtes Leben aufgrund der Erkrankung auf den Kopf gestellt wurde.

Mit diesen Befürchtungen ging sie nun zum Hausarzt, der ihr die Angst nicht wirklich nehmen konnte. Er sah im Befundbericht die Differenzialdiagnose einer Multiplen Sklerose und sah sich gezwungen, die junge Frau stationär in der Neurologie des nächsten Krankenhauses vorzustellen, um dort eine Multiple Sklerose ausschließen zu lassen. Mittlerweile hatte die junge Frau, die zuvor fünf bis sechs Migräne-Attacken im Monat hatte, fast täglich Kopfschmerzen und konnte kaum noch am beruflichen und sozialen Leben teilnehmen. Voller Angst ließ sie sich dann drei Monate später stationär in der Neurologie aufnehmen. Die Ärzte dort hinterfragten die Aufnahme natürlich auch nicht, sondern führten die zur Multiplen Sklerose notwendigen diagnostischen Maßnahmen durch. So wurde eine Lumbalpunktion durchgeführt, da man bei Multipler Sklerose hier häufig Entzündungszellen nachweisen kann. An sich ist die Lumbalpunktion eine sehr sichere und häufig durchgeführte diagnostische Maßnahme. Dabei wird mittels einer langen Nadel unterhalb des Rückenmarks in den Rückenmarkskanal gestochen, um etwas Nervenwasser zu gewinnen. Das ist die Flüssigkeit, mit der das Rückenmark und das Gehirn umgeben sind. So kann man zum Beispiel Entzündungen nachweisen. Bei Menschen mit Migräne führt diese Untersuchung jedoch nicht selten zu starken Migräne-Kopfschmerzen, die durchaus über Tage und Wochen anhalten können.

Genau das passierte bei der jungen Frau. Es fand sich kein Anhalt für eine Multiple Sklerose, was die Patientin grundsätzlich sehr beruhigte. Aber es dauerte Wochen, bis sich die Migräne wieder »beruhigt« hatte. In dieser Phase stellte sich die Patientin im Kopfschmerzzentrum vor. Wir konnten dann anhand der von Anfang an vorliegenden typischen Symptomatik und des typischen MRT-Befunds sehr schnell die Diagnose einer Migräne stellen.

Aufgrund dieser Erfahrung in der Sprechstunde rate ich Betroffenen immer, auf eine MRT zu verzichten, sollte dieses nicht unbedingt notwendig sein. Für eine Migräne-Diagnose braucht man sie in den meisten Fällen nicht und es kann, wie bei dieser Patientin geschildert, durchaus auch negative Konsequenzen haben, wenn man ein Bild machen lässt.

In einer großen Studie in einem englischen Kopfschmerzzentrum wurde untersucht, wie häufig man auffällige Befunde findet, wenn man eine solche MRT macht. Es zeigte sich, dass man bei der Hälfte der Menschen so etwas findet, zum Beispiel solche *White Matter Lesions* oder andere kleine Auffälligkeiten, die jedoch keinen Krankheitswert haben. Eine relevante Veränderung wie einen Hirntumor findet man bei der überwiegenden Mehrheit der Patienten nur dann, wenn es zuvor bestimmte Hinweise in der Anamnese oder im Untersuchungsbefund gab. Diese Auffälligkeiten nennt man *Red Flags* und müssen abgeklärt werden, um nicht fälschlicherweise die Diagnose einer Migräne zu stellen. Zu den *Red Flags* zählt zum Beispiel, wenn der Kopfschmerz im höheren Lebensalter erstmalig auftritt oder wenn zusätzlich Fieber oder neurologische Symptome auftreten. Liegen keine *Red Flags* vor, handelt es sich in aller Regel um primäre Kopfschmerzen und meistens um Migräne. In diesen Fällen würde ich persönlich auf eine MRT verzichten. Die einzige Ausnahme wäre, wenn der Betroffene überzeugt ist, einen Hirntumor zu haben. Dann sollte man einmalig eine MRT machen, um diese Angst zu widerlegen. Ansonsten hat man mit jeglicher Therapie keine Chance, wenn man gegen die Ängste der Betroffenen therapieren muss.

REIZE, REIZE, ÜBERREIZUNG

Das Migräne-Gehirn ist auf vielerlei Weise faszinierend, aber auch eine ziemlich empfindliche Diva. Eine sehr typische Eigenschaft des Migräne-Gehirns ist, dass es auf Außenreize übertrieben stark reagiert. So können zum Beispiel plötzlich Geräusche Migräne-Schwindel oder Migräne-Kopfschmerzen auslösen. Menschen mit Migräne, insbesondere vestibulärer Migräne (Schwindelmigräne), reagieren aber auch zum Beispiel ganz empfindlich auf intensive Muster. So erzählte mir in meiner Sprechstunde einmal eine Patientin, dass sie ihren Kindern keinesfalls gestreifte Pullover anziehen könne, weil ihr sonst beim Anschauen ihrer Kinder schlecht werden würde. Eine andere Patientin erzählte mir, dass sie in ihrer Jugend einen Handarbeitskurs gemacht habe. In diesem Kurs habe sie sich einen ganz tollen Stoff ausgesucht, aus dem sie eine Jacke herstellen wollte. Sie habe an dem Projekt über Wochen gearbeitet und überhaupt nicht verstanden, warum dieser wirklich schöne, aber in einem kontrastreichen Muster vorliegende Stoff bei ihr ein ständiges Gefühl des Unwohlseins, des Kopfdrucks und der Übelkeit erzeugt habe.

Diese Beobachtungen lassen sich auf andere Situationen übertragen. Das Migräne-Gehirn hat häufig Schwierigkeiten mit schnell bewegten Bildern. So würden sich die meisten Migräne-Patienten im Kino eher nach hinten als in die erste Reihe setzen, weil dieser Overload an visueller Information meistens zu ausgeprägten Migräne-Symptomen führt. Gut zu beobachten war das, als die ersten 3-D-Filme in die Kinos kamen – Ältere werden sich daran erinnern. Viele Zuschauer kamen nach dem Kinofilm mit starker Übelkeit heraus, einige mussten sich sogar übergeben. Dabei wurde gezeigt, dass eine Vielzahl dieser Menschen unter Migräne leidet und dass diese visuelle Stimulation im Kino für ihr Migräne-Gehirn einfach zu viel war.

Ein ähnliches Phänomen stellt sich ein, wenn Menschen mit Migräne durch eine Allee fahren und es einen schnellen Wechsel zwischen hellen und dunklen Mustern gibt, verursacht durch die am Straßenrand stehenden Bäume. Auch das wird von Menschen mit einem Migräne-Gehirn häufig als sehr unangenehm empfunden. Ich selbst kenne diese Überreizung ebenfalls. Wenn mein Sohn im Auto mit dem Radio herumspielt und bestimmte Tonfrequenzen trifft, kann das bei mir Übelkeit und Kopfschmerzen auslösen.

Wie sind diese Phänomene zu erklären? Das Migräne-Gehirn weist eine Filterfunktionsstörung auf, das heißt: Außenreize werden nicht gut genug herausgefiltert, sondern treffen das Gehirn mit voller Wucht. Das kann in bestimmten Situationen durchaus ein Vorteil sein, weil man Gefahren früher wahrnimmt und erkennt als Menschen ohne Migräne-Gehirn. Aber in Zeiten der Sicherheit ist es ein Nachteil, weil das Gehirn mit den zu vielen eintreffenden Informationen nicht gut umgehen kann und mit einer Art Entzündungsreaktion reagiert. Diese führt zu Migräne-Symptomen wie Kopfschmerzen, Schwindel, Übelkeit, Lärm- und Lichtempfindlichkeit, Erbrechen und Konzentrationsstörungen.

BIN ICH NORMAL?

Eine Frage, die Migräne-Betroffene häufig quält, ist: »Ist das, was ich empfinde, normal oder ist das etwas vollkommen Komisches und Absurdes?« Da ich selbst unter Migräne leide, habe ich mir früher natürlich auch solche Fragen gestellt. Der Vorteil ist, dass ich in der Sprechstunde ganz häufig ähnliche Geschichten höre. Viele Menschen mit Migräne sind zum Beispiel extrem geräuschempfindlich. Hier ein Klassiker: »Ich ertrage die Kaugeräusche meines Partners nicht.« Das führt nicht selten zu ernsthaften Partnerschaftskonflikten. Migräne-Betroffene berichten, dass sie nicht in Parfümerien arbeiten können, weil sie die Gerüche nicht ertragen, oder dass sie im Auto nicht hinten sitzen können, weil ihnen sofort übel wird – wegen der vermehrten Neigung zur Bewegungserkrankung bei Migräne-Patienten. All das beruhigt mich sehr, weil ich sehe, dass das, was ich empfinde, etwas ist, was eher typisch für Menschen mit Migräne und überhaupt nicht außergewöhnlich ist. Das ist natürlich ein Riesenvorteil, wenn man als Ärztin diese Sprechstunde machen darf und im Prinzip jeden Tag selbst diese Beruhigung erfahren kann und natürlich diese Information auch an seine Patienten und Patientinnen weitergeben kann. Das heißt natürlich nicht, dass man dann automatisch alles richtig macht. Neulich war ich noch einmal mutig und bin im Auto hinten mitgefahren – obwohl ich eigentlich aus meiner Studienzeit noch genau wusste, dass ich das überhaupt nicht vertrage. Schon damals wurde mir beim Fahren unglaublich schlecht. Doch in dieser Situation wollte ich nicht unhöflich sein und da ich zudem die Kleinste in der Gruppe war, schien es objektiv gesehen die fairste Lösung, dass ich hinten Platz nahm.

Nach einer Stunde Autofahrt war für mich jedoch der ganze Tag gelaufen. Ich versuchte noch, mich hinzulegen und einzuschlafen, in der Hoffnung, die aufkommende Migräne-Attacke irgendwie abzumildern – doch es war ein hoffnungsloser Versuch. Letztendlich habe ich aus dieser

Erfahrung nur eines gelernt: Es ist besser, ein wenig unhöflich zu wirken und darauf zu bestehen, vorn zu sitzen, als einen ganzen Tag durch eine vermeidbare Migräne zu verlieren.

Deshalb bin ich ein großer Anhänger davon, dass sich Menschen mit Migräne austauschen. Es nimmt viele Ängste, wenn man erfährt, dass das, was man für so besonders hält, doch eine Vielzahl von Menschen mit Migräne betrifft und eigentlich nichts Besonderes ist. Viele Symptome treten nämlich nicht nur bei einzelnen Menschen auf, sondern sind sehr typisch für Migräne. Generell erlebe ich häufig, dass Betroffene plötzlich feststellen, dass es auf meinem Instagram-Account so viele gibt, die genau das Gleiche haben, und sich dadurch nicht mehr allein mit ihren »komischen« Symptomen fühlen. Oft führt diese Erkenntnis schon zu einer erheblichen Besserung der Migräne oder man kann zumindest besser mit der Migräne leben.

Viele machen aber leider die Erfahrung, dass sie, wenn sie über Symptome berichten, die für normale Menschen untypisch sind, beim Hausarzt oder Neurologen komisch angeschaut werden. Sie werden als Menschen mit einer psychosomatischen Erkrankung abgetan. Ihnen wird nicht geglaubt oder es wird vermittelt, dass sie sich nur in den Vordergrund spielen wollen. Da tut es gut, wenn man zurückspiegeln kann: »Das, was du empfindest, ist komplett normal. Es ist vielleicht nervig, aber nicht schlimm – und viele andere außer dir haben genau das Gleiche.«

Fallbeispiel 4
Robert und das Problem mit der Bildschirmarbeit

Robert sitzt verzweifelt vor mir in der Sprechstunde. Er hat mir gerade erzählt, dass er Informatiker ist und ausschließlich am Computer arbeitet.

»Seit einigen Monaten merke ich, dass mir die Bildschirmarbeit nicht guttut. Teilweise entwickle ich beim Schauen auf den Bildschirm Übelkeit und eine starke Lichtempfindlichkeit. Außerdem wird mir schummrig und ich habe einen Benommenheitsschwindel. Besonders wenn ich mir viele verschiedene Bilder hintereinander anschauen muss, wird das Gefühl noch stärker. Ich war schon bei zahlreichen Neurologen und alle haben mir gesagt, dass es sich um ein psychisches Problem handeln muss. Aber ich verstehe gar nicht warum. Ich bin immer gut mit der Bildschirmarbeit klargekommen und die Projekte jetzt sind auch nicht schlimmer als die, die ich vorher bearbeiten musste.«

»Wie sieht es denn mit Kopfschmerzen aus?«, frage ich ihn.

»Ja, Kopfschmerzen kenne ich auch. Etwa zweimal im Monat habe ich stärkere Kopfschmerzen. Dann nehme ich eine Ibuprofen ein und das Ganze lässt sehr schnell nach. Das ist wirklich kein Problem und hat auch nichts mit dem Schwindel zu tun.«

»Gibt es denn manchmal ein Flimmern vor den Augen, das sich so langsam über das Gesichtsfeld ausbreitet?«, möchte ich wissen.

Robert nickt. »Ja, manchmal, wenn ich zu wenig getrunken habe. Das dauert dann so 20 Minuten an und ich kann gar nicht arbeiten, weil ich überhaupt keine Ziffern mehr erkenne. Aber wenn ich schnell etwas trinke, funktioniert das auch alles wieder gut.«

»Wie lange hält der Schwindel an?«, frage ich weiter nach.

Robert überlegt kurz. »Das ist gar nicht so einfach zu sagen. Manchmal ist es nur im Moment, wenn ich auf den Bildschirm schaue, und dann kann aber auch der ganze Tag richtig schlimm sein und ich fühle mich selbst, wenn ich nach draußen gehe, immer noch schwindlig und schummrig. Ich habe schon eine MRT machen lassen und da hat man mir gesagt, dass alles in Ordnung ist. Beim Augenarzt bin ich auch gewesen, ebenfalls keine Diagnose an den Augen. Ich habe mittlerweile wirklich

Angst, meinen Job zu verlieren, weil ich durch die Symptome so eingeschränkt bin.«

Was Robert berichtet, ist eine typische vestibuläre Migräne. Sie reagiert häufig auf visuelle Bilder mit starkem Kontrast oder auch bei Bildschirmarbeit sehr empfindlich und führt dann zu Schwindel. Allein durch das Blicken auf den Bildschirm kann Schwindel während der Bildschirmarbeit vorkommen, aber auch durchaus darüber hinaus andauern. Robert berichtet auch über Kopfschmerzen, die einer Migräne zugeordnet werden können, und zudem über Aura-Symptome mit diesem Flimmern. Diese entstehen nicht dadurch, dass man wenig getrunken hat, sondern sind typische Migräne-Auren. Es ist spannend, dass viele Menschen glauben, ein Flimmern im Sichtfeld könne von zu wenig Flüssigkeitsaufnahme kommen. Tatsächlich müsste man jedoch schon extrem dehydriert sein, damit es zu Sehstörungen kommt – und selbst dann äußern sie sich eher als ein Schwarzwerden vor den Augen und nicht als die typische Migräne-Aura. Wo genau dieser Mythos seinen Ursprung hat, weiß ich nicht, aber in der Sprechstunde begegne ich ihm erstaunlich häufig.

Ich kläre Robert über die Diagnose auf. »Das ist eine vestibuläre Migräne«, sage ich zu ihm, »und das Ganze gehört schon auch zu den Kopfschmerzen dazu. Aber man muss nicht beide Symptome gleichzeitig haben. Man kann auch phasenweise nur Schwindel oder phasenweise nur Kopfschmerzen haben. Bildschirmarbeit ist aber ein klassischer Trigger. Man kann versuchen, ein paar Dinge zu ändern, sodass die Bildschirmarbeit erträglicher ist. Man kann die Kontraste ein bisschen schwächer einstellen, um nicht die ganze Zeit in ein helles Licht schauen zu müssen. Außerdem hilft einigen Menschen ein Blaufilter über dem Monitor. Es kann auch helfen, wenn man nicht zwei Monitore, sondern nur einen benutzt, weil man nicht noch mehr Input verarbeiten muss, womit das Migräne-Gehirn überfordert sein kann. Außerdem sollte man sonstige Stimulationsreize, die auf das Gehirn einwirken, so minimal wie möglich halten. Das Licht sollte nicht zu grell oder zu hell sein und es sollten nicht noch weitere Informationsquellen – zum Beispiel ein lauter Fernseher, ein Radio oder ein ständig klingelndes Telefon – vorhanden sein. Das kann ebenfalls fürs Migräne-Gehirn zu viel sein. Außerdem lohnt es sich, nichtmedikamentöse Maßnahmen zur Migräne-Behandlung zu intensivieren. Ausdauersport zum Beispiel kann die Empfindlichkeit des Gehirns deutlich normalisieren. Außerdem kann man, wenn das nicht ausreichend ist, eine medikamentöse Migräne-Prophylaxe versuchen, die hilfreich sein kann. Magnesium in der Prophylaxe könnte zum Beispiel helfen.«

Man sieht Robert die Erleichterung an, dass es nun endlich eine richtige Diagnose gibt. »Ich bin einfach sehr froh, dass Sie mich nicht sofort in die Psycho-Ecke geschoben haben. Ich wäre ja offen dafür, dass auch Stress und so weiter eine Rolle spielen, aber ich habe wirklich schon alles in diese Richtung versucht und habe einfach keinen Grund gefunden, warum das jetzt auftritt. Diese Diagnose nimmt mir die Angst, auch die Angst, dass es sich um eine schlimme Erkrankung handeln könnte. Ist denn damit zu rechnen, dass es besser wird, oder könnte es sich noch weiter verschlechtern?«

»Wenn Sie jetzt etwas dagegen tun, haben Sie eine sehr gute Chance, dass es sich deutlich verbessern wird. Wahrscheinlich hört es auch irgendwann wieder auf. Ich kann Ihnen nur nicht sagen, ob das morgen oder erst in sechs Wochen oder sechs Jahren ist. Deswegen ist es total sinnvoll, sich ein bisschen mit den Symptomen anzufreunden und gleichzeitig die Therapie zu intensivieren.«

In solchen Situationen spielt oft eine psychosomatische Komponente eine Rolle. Betroffene achten verstärkt darauf, ob Symptome auftreten oder nicht, und entwickeln dadurch häufig größere Ängste. Allein das Wissen um die richtige Diagnose kann bereits dazu beitragen, die Gesamtsituation deutlich zu verbessern. Zusätzlich können psychotherapeutische Interventionen hilfreich sein, um mit der Erkrankung besser umzugehen. Wichtig ist jedoch, dass Migräne als organische Erkrankung anerkannt wird und die Ursache nicht ausschließlich in der Psyche gesucht wird.

DER KOPF SPIELT MIT

Kopfschmerzsprechstunde ist ein bisschen auch immer eine psychotherapeutische Sitzung. Wenn man sich nur auf die Kopfschmerzen konzentriert, geht einem als Therapeutin oder Therapeut oft das große Ganze verloren. Oftmals verschlechtert sich die Migräne und wir doktern monatelang an den Symptomen herum, bis die Patientin plötzlich erzählt, dass es zu Hause oder im Job massive Probleme gibt.

Fallbeispiel 5
Isabel und die Macht der Gedanken

Isabel, eine 30-jährige Juristin, schaut mich fragend an. »Ich mache mir über alles unglaublich viele Gedanken. Ständig sehe ich Probleme in Sachen, die wahrscheinlich gar keine sind. Das bereitet mir viele schlaflose Nächte. Mittlerweile arbeite ich in einer Großkanzlei. Ich habe viel Angst, Fehler zu machen und vielleicht Mandanten schlecht zu betreuen. Ich habe das Gefühl, je mehr Gedankenstress ich habe, desto mehr Migräne bekomme ich. Kann das sein? Vielleicht sind meine Kopfschmerzen doch eher psychosomatisch und gar keine richtige Migräne.«

Ich sehe Isabel an, wie gestresst sie ist. Sie sitzt angespannt im Stuhl vor mir und knetet ihre Hände. Ihre Unausgeglichenheit macht mich selbst ganz nervös und ich kann mir sehr gut vorstellen, wie unruhig es erst in ihrem Inneren aussehen muss.

»Sie leiden nicht unter einem psychosomatischen Kopfschmerz«, sage ich zu Isabel. »Nur weil ein Kopfschmerz sich bei Anspannung verschlechtert, heißt das nicht, dass er psychosomatisch ist. Das ist sogar ganz normal, dass er das tut. Körper und Geist hängen eng zusammen – und je schlechter es Ihnen geht, je angespannter Sie sind, desto mehr kann sich auch Ihre Migräne verschlechtern. Sie haben aber vollkommen recht, dass es dann keinen Sinn hat, ausschließlich die Migräne zu behandeln. Wir müssen auch schauen, was wir machen können, damit Ihr innerer angespannter Zustand sich entspannt.«

»Sie haben vollkommen recht, Frau Doktor«, sagt sie. »Ich habe mir schon eine Psychotherapeutin gesucht, um das zu bearbeiten. Wir haben nächste Woche die erste Probestunde.«

»Das klingt doch schon sehr gut«, sage ich zu ihr. »Wie sieht es denn sonst mit Sport und Entspannungsübungen aus?« »Da mache ich bislang noch nichts, aber auch das habe ich mir vorgenommen. Was würden Sie denn vorschlagen?«

»Ehrlicherweise ist es so, dass das Beste am Sport und an Entspannungsverfahren das ist, was Ihnen Spaß macht und was Sie regelmäßig durchführen wollen und können. Wenn Sie gern joggen gehen, machen Sie das. Wenn Sie lieber schwimmen, ist auch das vollkommen okay. Ob Meditation, progressive Muskelentspannung oder Yoga – im Prinzip ist das vollkommen egal. Wichtig ist nur dranzubleiben. Effekte auf die Migräne, aber auch auf Ihre Art der Anspannung, sieht man oft erst nach Monaten. Versuchen Sie, die Sachen vielleicht mit Freunden zusammen zu machen, dann bleibt man motivierter. Und belohnen Sie sich, wenn Sie drangeblieben sind. Schaffen Sie neue Routinen, damit Sie sich nicht jedes Mal zum Sport aufraffen müssen. Sie sind aber schon absolut auf dem richtigen Weg. Manchmal braucht man ja einfach nur den letzten Schubser Motivation, um wirklich etwas im eigenen Leben zu ändern.«

Im Gespräch merke ich, wie Isabel sich entspannt. Die meisten Patienten haben ein sehr gutes Gefühl dafür, was für sie passende Therapiestrategien sein können, und man muss sie gar nicht vom Sport, von Entspannungsverfahren oder einer psychotherapeutischen Vorstellung überzeugen. Meistens geht es nur darum, noch einmal die letzte Motivation dafür zu schaffen, das umzusetzen, was die Betroffenen sowieso selbst gern machen möchten.

Aus meiner Sicht ist es sehr wichtig, sich nicht nur intellektuell mit innerer Anspannung auseinanderzusetzen. Denn es reicht meist nicht aus, lediglich zu verstehen, warum man angespannt ist – entscheidend ist auch zu lernen, wie man sich tatsächlich entspannen kann. Entspannung ist kein rein kognitiver, sondern ein körperlicher Prozess. Das bedeutet: Ich kann intellektuell vollkommen nachvollziehen, dass ich mich entspannen sollte, doch wenn mein Körper nicht mitmacht, wird es schlicht nicht funktionieren.

Hilfreich sind oft gezielte Entspannungsverfahren wie Tai Chi, Yoga oder Qigong. Durch festgelegte Bewegungsabläufe kann ein direkter Zugang zum angespannten Gehirn geschaffen werden. Ich empfehle jedem, solche Methoden einfach einmal auszuprobieren – selbst wenn man zunächst skeptisch ist, ob sie wirklich wirken. Meine Erfahrung aus der Sprechstunde zeigt, dass viele Betroffene im Nachhinein überrascht sind, wie gut ihnen ein solches Entspannungsverfahren tut und wie hilfreich es gerade bei innerer Anspannung sein kann.

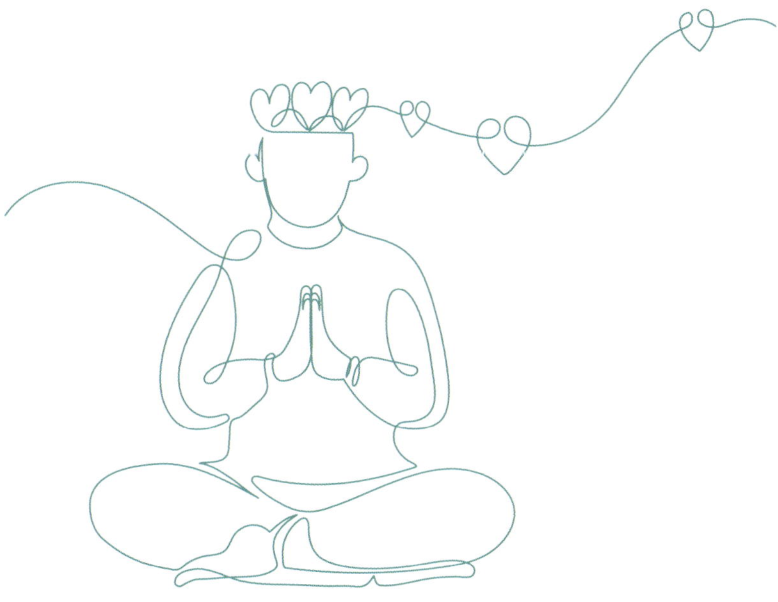

2

MIGRÄNE –

eine Krankheit mit tausend Gesichtern

Es gibt nicht DIE Migräne, sondern unzählige Ausprägungen davon. Für manche Betroffene kündigt sich eine Attacke tagelang mit subtilen Vorzeichen an: Müdigkeit, Heißhunger, Reizbarkeit oder Konzentrationsschwierigkeiten. Andere werden von einer Aura überrascht – plötzliche Sehstörungen oder Sprachstörungen, die der eigentlichen Schmerzphase vorausgehen. Wieder andere wachen morgens ohne jede Vorwarnung mit heftigem Kopfschmerz auf.

Selbst bei derselben Person kann sich Migräne im Laufe des Lebens verändern. Jugendliche Migräne unterscheidet sich oft deutlich von der bei Erwachsenen. Hormonelle Umstellungen – etwa in der Pubertät, während der Schwangerschaft oder in den Wechseljahren – können den Verlauf drastisch beeinflussen. Und auch psychosoziale Faktoren wie Stress, Schlafrhythmus und Ernährung spielen eine Rolle.

Diese Vielfalt führt in der Praxis nicht selten zu diagnostischer Unsicherheit. Menschen mit weniger klassischen Symptomen zweifeln an sich selbst – und werden nicht selten von Fachpersonen, aber auch Freunden und Familie nicht ernst genommen. Das Resultat: lange Leidenswege, Fehldiagnosen und inadäquate Therapien.

Fallbeispiel 6

Die Kollegin mit Kopfschmerzen

Ich sitze auf einer Betriebsfeier. Neben mir sitzt eine Kollegin aus einer anderen Fachabteilung. Ich kenne sie nur vom Sehen. »Darf ich Sie etwas bezüglich meiner Kopfschmerzen fragen?«, sagt sie, während wir beide auf die Vorspeise warten.

»Klar«, antworte ich. Das passiert ziemlich häufig, dass mich fremde Menschen auf ihre eigenen Kopfschmerzen ansprechen, wenn sie hören, dass ich mich beruflich damit beschäftige. Mir zeigt das aber auch, wie hoch der Leidensdruck sein muss, wenn man auf einer Feier fremde Menschen mit der eigenen Krankheit konfrontiert. Es kostet sicherlich Überwindung, plötzlich einem Wildfremden zu erzählen, was einen besorgt, selbst wenn er oder sie Arzt ist.

»Ich habe einen drückenden Kopfschmerz im kompletten Kopf, der häufig den ganzen Tag anhält. Ich habe schon viele Schmerzmittel versucht, aber bislang hat überhaupt nichts geholfen.«

»Wie stark ist der Kopfschmerz denn?«, frage ich sie. »Auf einer Skala von null bis zehn, wobei zehn die stärksten Schmerzen sind, die Sie sich vorstellen können.«

»Der ist schon richtig stark«, sagt sie. »Zehn ist jetzt sicherlich übertrieben, aber sieben bis acht schafft er schon.«

»Wie sieht es denn mit Licht- und Lärmempfindlichkeit aus?«, frage ich weiter.

»Darüber habe ich noch nie richtig nachgedacht, aber ich mache schon das Licht im Raum aus und vermeide Radio und Fernseher, wenn so ein Kopfschmerz vorhanden ist. Ich würde das aber nicht direkt Lichtempfindlichkeit nennen. Mir wurde mal gesagt, dass ich unbedingt eine Sonnenbrille anziehen muss. Ich war schon beim Neurologen, im MRT, beim Augenarzt und beim Osteopathen, habe chinesische Medizin ausprobiert, aber irgendwie hat mich nichts vorangebracht. Schmerzmittel helfen nicht und deshalb halte ich das jetzt einfach aus. Ich denke, dass das ein Kopfschmerz vom Spannungstyp ist«, fährt sie fort. »Ich habe mich ein bisschen belesen, aber irgendwie kann man ja nicht wirklich etwas dagegen machen. Ich versuche, mich zu entspannen und Sport zu machen, aber mittlerweile bin ich ein bisschen verzweifelt.«

»Das ist eine ziemlich klassische Migräne«, sage ich zu ihr. »Das ist etwas, was man erbt. Vielleicht hat jemand bei Ihnen in der Familie auch Kopfschmerzen oder Migräne? Die gehen außerdem häufig mit den Wechseljahren weg.«

»Aber wie kann es denn eine Migräne sein, wenn der Kopfschmerz beidseitig ist? Bei Migräne darf der Kopfschmerz doch nur einseitig sein, dachte ich.«

»Nein, das stimmt überhaupt nicht«, sage ich. »Das denken viele, aber das entspricht gar nicht der Wahrheit. Bei ganz vielen Menschen mit Migräne ist der Kopfschmerz beidseitig oder typischerweise auch im Nacken lokalisiert. Man kann nicht anhand der Lokalisation die Diagnose einer Migräne oder eines Spannungskopfschmerzes stellen. Daran kann man die beiden Kopfschmerzarten überhaupt nicht unterscheiden.«

»Aber der Schmerz pocht auch gar nicht. Ich dachte immer, dieses Pochen sei ganz typisch für Migräne – und bei mir ist es doch wirklich nur ein starkes Drücken.«

»Das macht überhaupt nichts. Es ist sehr individuell, wie der Schmerz wahrgenommen wird. Auch hier ist es so, dass die Schmerzqualität nicht zwischen Spannungskopfschmerz und Migräne unterscheidet.«

»Aber was ist denn der Unterschied?«, fragt sie mich. Gott sei Dank ist die Vorspeise immer noch nicht da.

»Der Unterschied ist, wie stark man durch die Kopfschmerzen beeinträchtigt ist. Der Spannungskopfschmerz führt nie zu einer wirklichen Beeinträchtigung. Man vergisst ihn, wenn man an etwas anderes denkt, und kann sich gar nicht wirklich daran erinnern, dass er dagewesen ist. Sobald eine Beeinträchtigung dazukommt, ist es eine Migräne. Viele denken auch, es ist nur eine Migräne, wenn man im abgedunkelten Raum liegen muss, nichts mehr geht, man sich übergeben muss und es mucksmäuschenstill sein muss. Das stimmt aber nicht. Ganz viele Menschen haben Migräne, mit der man durchaus noch herumlaufen kann und die einen nicht ans Bett fesselt.«

»Ach so«, sagt sie. »Das erklärt natürlich, warum meine ganzen Therapieversuche bislang nicht gefruchtet haben. Ich bin nie auf den Gedanken gekommen, dass man Migräne-Mittel einfach mal probieren könnte. Jetzt, wo Sie es mir sagen, fällt mir ein, dass meine Großmutter immer unter sehr schlimmen Kopfschmerzattacken mit viel Licht- und Lärmempfindlichkeit gelitten hat. Wahrscheinlich waren das auf jeden Fall Migräne-Attacken.«

Das Essen kommt und sieht wirklich lecker aus. »Ich denke, jetzt, wo Sie eine Diagnose haben, können wir uns erst mal dem schönen Abend und dem schönen Menü widmen.«

Missverständnisse rund um Migräne gibt es in vielerlei Hinsicht – nicht nur in Bezug auf die Schmerzlokalisation, sondern auch auf den Schmerzcharakter und die begleitenden Symptome.

Viele Menschen gehen davon aus, dass Migräne immer mit einer ausgeprägten Licht- und Lärmempfindlichkeit einhergeht. Doch das ist nicht der Fall. Während einige Betroffene stark auf äußere Reize reagieren, treten diese Symptome bei anderen nur sehr leicht oder gar nicht auf.

Ein weiteres verbreitetes Missverständnis ist die Annahme, dass Erbrechen ein typisches Merkmal von Migräne sei. Tatsächlich übergeben sich nur wenige Betroffene. Dennoch führt diese Fehleinschätzung häufig zu falschen Diagnosen.

Wer beispielsweise unter beidseitigen Kopfschmerzen leidet, ohne sich zu übergeben, erhält oft vorschnell die Diagnose Spannungskopfschmerz, obwohl es sich häufig auch um Migräne handelt. In der Folge bleibt die richtige Behandlung aus, was den Leidensdruck unnötig erhöht.

Migräne ist eine komplexe Erkrankung, die sich von Person zu Person unterschiedlich äußert. Deshalb ist es wichtig, nicht nach starren Kriterien zu urteilen, sondern das gesamte Beschwerdebild zu betrachten.

WAS GENAU IST EIGENTLICH EINE AURA?

Viele Betroffene missdeuten ihre zur Migräne gehörenden Symptome als Migräne-Aura. Aber was hat es jetzt mit dieser Aura überhaupt auf sich? Etwa 20 Prozent der Migräne-Patienten leiden darunter. Es sind neurologische Ausfall- oder Zusatzsymptome, die vor den eigentlichen Migräne-Kopfschmerzen auftreten. Auch wenn man unter einer Aura leidet, tritt diese selten vor jeder Migräne-Kopfschmerzattacke auf. Vielmehr ist es meistens so, dass man einige Attacken hat, bei denen auch eine Aura vorhanden ist, andere wiederum verlaufen gänzlich ohne. Häufig gibt es Lebensphasen mit Aura und dann auch längere Abschnitte, in denen sie gar nicht auftritt.

Die typischste und häufigste Form der Aura ist die sogenannte visuelle Aura. Dabei kommt es zu einem Flimmern im Gesichtsfeld, das irgendwo beginnt und sich immer weiter ausbreitet, sodass man teilweise gar nichts mehr richtig erkennen kann. Viele Betroffene beschreiben das als eine Art Kaleidoskop, das bunt oder auch schwarz-weiß sein kann. Oftmals merken die Betroffenen im Verlauf, dass ihnen Teile des Gesichtsfelds fehlen. Es kann sich auch ein sogenanntes homonymes Gesichtsfelddefizit ausbilden, sodass man zu einer Seite überhaupt nichts mehr sehen kann oder eine Art Tunnelblick entsteht, bei dem man zu beiden Seiten gar nichts mehr sieht. Das ist ein bisschen wie das Gefühl, Scheuklappen zu tragen, weil man immer den ganzen Kopf drehen muss, um an den Seiten etwas sehen zu können. Typisch für diese Aura-Symptomatik ist, dass sie langsam beginnt. Sie ist nicht von jetzt auf gleich in voller Stärke vorhanden, sondern beginnt ganz langsam und breitet sich weiter aus.

Die zweithäufigste Form der Aura ist die sensible Aura. Dabei kommt es zu Gefühlsstörungen. Auch diese beginnen nicht von jetzt auf gleich, sondern mit leichter Symptomatik, zum Beispiel mit einem Taubheitsgefühl an der Lippe oder Zunge, das sich in Richtung Arm ausbreiten kann. Grundsätzlich kann aber auch die Symptomatik an den Zehen beginnen und sich dann das ganze Bein hocharbeiten. Diese Sensibilitätsstörungen treten nur einseitig auf. Häufig beginnt die Symptomatik zuerst mit den visuellen Störungen und dann schließen sich die sensiblen Störungen an.

Auch eine Sprachstörung kann durch eine Aura hervorgerufen werden. Sogar Lähmungserscheinungen sind möglich, sodass ein Arm oder Bein gar nicht mehr gehoben werden kann und das Ganze wie ein Schlaganfall aussieht. Die einzelnen Symptome dauern zwischen fünf und 60 Minuten und bilden sich dann auch wieder zurück. Ursache der Aura ist eine sogenannte kortikale Depression. Das ist eine Erregungswelle, die über das Gehirn läuft. Sie beginnt zumeist hinten im okzipitalen Kortex, wo das Zentrum für das Sehen ist, und arbeitet sich weiter nach vorn, was erklärt, warum die Symptome Schritt für Schritt auftreten. Häufig tritt solch eine Aura zum ersten Mal während der Schwangerschaft oder nach der Menopause auf, was sicherlich den veränderten hormonellen Bedingungen geschuldet ist.

Nur die geschilderten klaren Symptome sind also wirklich einer Aura zuzuordnen. Was viele aber auch denken ist, dass Lichtempfindlichkeit, Lärmempfindlichkeit und Übelkeit ebenfalls Symptome einer Aura sind. Das trifft jedoch nicht zu. Diese Dinge sind nur sogenannte vegetative Begleitsymptome der Migräne.

Oft sind Auren mit großen Ängsten verbunden. Der Mythos, dass es sich dabei um eine Vorstufe eines Schlaganfalls handeln könnte, hält sich hartnäckig, stimmt aber nicht.

Fallbeispiel 7

Verena und die Sache mit der Aura-Angst

Verena, eine 24-jährige BWL-Studentin, berichtet mir in der Sprechstunde, dass ihre eigentliche Beeinträchtigung durch die Aura entstehe – nicht durch die Kopfschmerzen. »Mit den Kopfschmerzen komme ich eigentlich gut klar, da helfen meine Medikamente sehr gut. Aber diese Lichtblitze, bei denen ich plötzlich nichts mehr sehe, beeinträchtigen mich sehr. Jedes Mal habe ich Angst, dass es doch ein Schlaganfall sein könnte. Mein Arzt hat mir gesagt, dass man erst wirklich sicher weiß, ob es keiner war, wenn die Aura wieder vorbei ist. Jetzt warte ich jedes Mal panisch darauf, dass das Flimmern aufhört – manchmal bis zu einer Stunde. Es ist wirklich der Horror.«

»Das kann ich gut verstehen«, sage ich zu ihr. »Das muss schrecklich sein, wenn die Aura solche Symptome und Ängste auslöst. Aber eigentlich ist das gar nicht nötig. Bei einer Aura geht im Gehirn nichts kaputt. Es handelt sich lediglich um eine kurzfristige Über- oder Unterreizung – eine Art Fehlzündung der neuronalen Software, aber keineswegs um etwas, das Angst machen muss. Die Aura ist kein Vorbote eines Schlaganfalls und die beiden Erkrankungen haben nichts miteinander zu tun. Meist lässt sich beides auch gut voneinander unterscheiden: Eine Migräne-Aura baut sich sukzessive auf – beispielsweise beginnt es mit einem Flimmern in einem bestimmten Bereich des Gesichtsfelds, das sich langsam ausbreitet, bis möglicherweise ein Gesichtsfeldausfall entsteht. Beim Schlaganfall hingegen kommt es – wie der Name schon sagt – schlagartig zu einem Sehausfall, ohne diese typische Entwicklung. Zudem gilt: Wenn sich etwas immer wieder auf exakt die gleiche Weise wiederholt, also stets das gleiche Flimmern auftritt, kann man sehr sicher sein, dass es sich um eine Migräne-Aura handelt.«

Ich erkläre Verena das Phänomen ausführlich. »Wichtig ist, dass Sie sich davon nicht verrückt machen lassen. Die Aura an sich beeinträchtigt Sie nicht schwer. Vielleicht können Sie für eine halbe Stunde nicht gut lesen oder einer Vorlesung nur mit Mühe folgen – aber davon geht die Welt nicht unter. Beim Autofahren sollten Sie natürlich gegebenenfalls rechts ranfahren, aber man verliert nicht plötzlich sein gesamtes Sehvermögen. Es ist nicht wie ein epileptischer Anfall.«

»Was eine Aura jedoch verstärken kann, sind die Ängste, die sie auslöst. Aber genau darauf hat man Einfluss«, erkläre ich nach einer kurzen Pause weiter. »Man kann lernen, dass beim Auftreten der Symptome nicht automatisch der Angst-Button gedrückt wird – dass man nicht sofort Herzklopfen bekommt und in den Fight-, Flight- oder Erstarrungsmodus übergeht. Stattdessen kann man versuchen, die Aura als vorübergehendes Phänomen zu akzeptieren, tief durchzuatmen, eine Pause zu machen und abzuwarten, bis sie vorüber ist.«

»Danke«, sagt Verena. »Jetzt geht es mir schon viel besser. Ich habe zumindest verstanden, dass ich davor keine Angst haben muss. Ich werde ausprobieren, ob ich das allein hinbekomme – und wenn nicht, vielleicht doch psychologische Unterstützung in Anspruch nehmen.«

»Das finde ich eine gute Idee«, sage ich. »Das ist etwas, das sich sehr gut psychotherapeutisch angehen lässt.«

Ich kenne das Phänomen der Aura, besonders der Augenmigräne, aus eigener Erfahrung sehr gut, da ich selbst darunter leide. Doch gerade deshalb weiß ich, dass es keinen Grund gibt, in Panik zu geraten. Man kann die Aura in Ruhe abwarten, bis sie von selbst wieder abklingt.

Natürlich habe auch ich mir immer wieder Gedanken gemacht, was passiert, wenn eine solche Aura einmal in einer entscheidenden Situation auftritt – etwa während eines Vortrags oder sogar in einer Fernsehsendung. Mittlerweile habe ich genau das erlebt:

Kürzlich war ich auf einer Veranstaltung, bei der ich über die Einschränkung der Lebensqualität durch Migräne sprechen sollte. Während ich noch am Tisch saß und darauf wartete, als Rednerin aufgerufen zu werden, bemerkte ich plötzlich, dass eine visuelle Aura einsetzte – mein Gesichtsfeld begann zu flimmern.

Was habe ich in diesem Moment gedacht? Ich sagte mir, dass ich das Thema meines Vortrags in- und auswendig kann und gut vorbereitet bin. Wahrscheinlich würde es nicht allzu schlimm sein, wenn ich das Publikum nur zur Hälfte sehe. Es war vielleicht nicht gerade mein bester Vortrag, aber ich bin mit einer wertvollen Erkenntnis aus dieser Situation herausgegangen: Eine Aura wird mich nicht davon abhalten, meine Aufgaben zu erfüllen.

So unangenehm dieses Ereignis auch war – die Sicherheit, die es mir gegeben hat, war umso schöner.

VERWANDLUNGSKÜNSTLER MIGRÄNE

Oft bin ich einfach davon begeistert, was das Migräne-Gehirn alles kann. Das klingt im ersten Moment vielleicht etwas seltsam, aber ich versuche, das etwas genauer zu erklären: Oliver Sacks hat einmal gesagt, dass die Migräne alle neurologischen und psychiatrischen Erkrankungen imitieren kann. Er war ein berühmter, leider schon verstorbener, Neurologe und Schriftsteller, der ein ganzes Buch nur über Symptome der Migräne geschrieben hat. Dabei hat er nicht nur über die Migräne von anderen geschrieben, sondern auch über seine eigene – der beste Zugang, den man wahrscheinlich zu einer Erkrankung haben kann.

Ich kann nur von Herzen empfehlen, dieses Buch zu lesen, weil man anhand dieser Patientengeschichten unglaublich viel über Migräne lernen kann. Auch ich lerne das meiste durch die Geschichten, die mir meine Patientinnen und Patienten erzählen.

Fallbeispiel 8
Und plötzlich kommt mir alles so bekannt vor

Eine wirklich spannende Geschichte erzählte mir Rieke, die schon lange Jahre wegen ihrer Migräne in Behandlung ist. Rieke hatte bislang die Symptome, von denen sie mir berichten wollte, nie mit einer Migräne in Verbindung gebracht. Nach dem Lesen von Oliver Sacks fiel es ihr aber plötzlich wie Schuppen von den Augen. »Häufig habe ich vor einer Migräne ganz komische Déjà-vu-Erfahrungen«, erzählte sie mir in der Sprechstunde.

»Wie genau sehen denn diese Déjà-vu-Empfindungen aus?«, fragte ich Rieke.

»Ich habe dann das Gefühl, genau diese Situation schon einmal erlebt zu haben und wie in einem Film das Gleiche noch mal zu erleben. Grundsätzlich weiß ich schon, dass das nicht sein kann, weil es mir durchaus auch an Orten passiert, an denen ich noch nie gewesen bin. Aber trotzdem kann ich dieses Gefühl, das Déjà-vu, nicht abschütteln.«

»Wie lange dauert denn so etwas an?«, möchte ich von ihr wissen.

»Etwa eine halbe Stunde, dann verflüchtigt sich das Gefühl und in den allermeisten Fällen stellt sich ein Migräne-Kopfschmerz ein. Irgendwie habe ich aber nie gedacht, dass das zusammengehört und dass auch diese Empfindungen Teil der Migräne sind.«

Eine ähnliche Geschichte erzählte mir mal eine Bekannte auf einem Kongress in London. Sie leidet unter einer hochfrequenten Migräne und kennt diese Déjà-vu-Empfindung. Wir standen an einem Bahnhof in London und sie hatte plötzlich das Gefühl, dieses Szenario schon erlebt zu haben. Es war spannend und witzig, dabei zu sein und zu sehen, was für verrückte Sachen das Migräne-Gehirn machen kann.

»Muss man so etwas behandeln oder ist es gefährlich?«, fragte sie.

»Im Prinzip nicht, aber es ist natürlich so, dass, wenn es gehäuft auftritt und störend ist, man durchaus darüber nachdenken sollte, eine Migräne-Prophylaxe zu beginnen, die auch solchen Symptomen vorbeugen kann. Das Wichtigste – und das gilt immer – ist, sich von diesen Symptomen keine Angst machen zu lassen, sondern sie als normalen Teil der Migräne zu akzeptieren.«

Auf dem Gang der Ambulanz sitzt eine etwa 30-jährige Patientin mit zwei Unterarmgehstützen. Ich hole ihre Akte aus der Ambulanz und meine Arzthelferin klärt mich auf, dass die Patientin wegen einer Schwindeldiagnose bei uns ist. Wie üblich hat sie bereits die erste Diagnostik erhalten, nämlich die Video-Nystagmographie. Bei dieser Untersuchung wird warmes und kaltes Wasser in den Gehörgang gespült, das das Trommelfell erreicht. Dieses liegt in enger räumlicher Nähe zum horizontalen Bogengang des Gleichgewichtsorgans. Die Bogengänge sind dafür da, Drehbewegungen wahrzunehmen. Es sind schlauchförmige Strukturen, die mit einer gelartigen Flüssigkeit, der Endolymphe, gefüllt sind. Gerät man nun in eine Drehbewegung, fließt diese Endolymphe in die entgegengesetzte Richtung und aktiviert dabei die Sinneszellen, die in den

Schlauch hineinragen. Dieses Signal wird ans Gehirn als Drehbewegung nach links oder rechts weitergeleitet.

Wenn warmes oder kaltes Wasser das Trommelfell erreicht, dehnt sich die nahegelegene Endolymphe entweder aus oder zieht sich zusammen. Auch das aktiviert die Härchen in den Kanälen. Je besser die Verarbeitung der Reize funktioniert, desto unangenehmer empfindet der Patient die Untersuchung. »Lara hat sich fast übergeben«, sagt meine Arzthelferin. »Ich weiß gar nicht, ob sie schon wieder so weit ist, dass du mit ihr sprechen kannst.« Ich schaue auf dem Gang nach Lara. Sie sieht immer noch etwas blass aus, scheint aber wieder einigermaßen erholt zu sein. »Kommen Sie mit in mein Büro«, sage ich zu ihr. Sie nimmt ihre Unterarmgehstützen und stützt sich darauf, um mir in mein Büro zu folgen.

Fallbeispiel 9
Lara – wenn Migräne plötzlich Schwindel ist

Ich beginne die Gespräche in der Ambulanz immer mit einer offenen Frage, um den Patienten die Möglichkeit zu geben, ihre Beschwerden so zu erzählen, wie sie für sie wichtig sind. Wenn man direkt mit konkreten Fragen beginnt, vergessen Patienten oft, was ihnen wirklich wichtig ist. Außerdem kann man anhand der Art und Weise, wie Patienten ihre Krankengeschichte erzählen und welche Schwerpunkte sie setzen, bereits Rückschlüsse darauf ziehen, um welche Erkrankung es sich handelt.

»Ich hatte Ende 2022 Corona«, sagt Lara. »Mir ging es damals richtig schlecht. Ich hatte hohes Fieber und der ganze Körper tat mir weh. Ich konnte ein paar Tage kaum aufstehen. Schon vor Corona hatte ich Schwierigkeiten mit Depressionen und war damals schon in psychotherapeutischer Behandlung.

Irgendwann im Rahmen dieser Corona-Infektion sind plötzlich Schwindelattacken aufgetreten. Immer wieder hatte ich das Gefühl, sehr betrunken zu sein oder mich auf einem schwankenden Schiff zu befinden. Das hat mir große Angst gemacht. Ich bin dann zu vielen Ärzten gegangen, war beim HNO-Arzt und beim Neurologen. Es wurde eine MRT vom Gehirn gemacht. Immer hieß es, dass ich mir die Symptome einbilde oder dass sie von meiner Depression kommen würden. Mittlerweile traue ich mich allein gar nicht mehr vor die Tür. Ich gehe nur noch mit meinem Freund raus, wenn er mich am Arm stützt.«

»Ist der Schwindel denn jetzt die ganze Zeit da?«, frage ich sie.

»Nein, aber ich habe die ganze Zeit Angst, dass er auftreten könnte. Wenn ich dann hinfallen würde, weiß ich gar nicht, was ich machen sollte. Vielleicht liege ich irgendwo hilflos und das macht mir alles riesige Angst. Ich kann auch nicht mehr arbeiten gehen. Seit dieser Zeit sitze ich im Prinzip nur noch zu Hause und hoffe, dass der Schwindel nicht mehr auftritt.« Ich frage sie nach Kopfschmerzen, Licht- und Lärmempfindlichkeit, Übelkeit und Erbrechen. »Ja, Kopfschmerzen kenne ich ziemlich gut. Mehrmals pro Monat habe ich richtig schwere Attacken, bei denen ich im Bett liegen muss und alles dunkel mache. Ich weiß nicht, ob das schon Migräne ist, aber es ist ziemlich belastend. Lichtempfindlich bin ich die ganze Zeit. Ich habe mir schon eine spezielle Brille gekauft, weil ich das sonst nicht aushalte.« Ich untersuche sie ausführlich neurologisch. Der Untersuchungsbefund erscheint normal. Lediglich das Gangbild ist etwas auffällig, sie läuft sehr breitbeinig und man sieht ihr die Angst vor dem Sturz an.

Lara leidet unter einer typischen vestibulären Migräne. Migräne kann nicht nur Kopfschmerzen verursachen, sondern häufig auch Schwindel. Im Rahmen von COVID-Erkrankungen ist dieses Phänomen häufiger aufgetreten, kann aber auch ohne vorherige COVID-Infektion vorkommen. Die Ursache der vestibulären Migräne ist die gleiche wie die der normalen Kopfschmerz-Migräne: Es handelt sich um eine genetisch bedingte neurologische Erkrankung. Man kommt also bereits mit der grundsätzlichen Veranlagung für eine vestibuläre Migräne auf die Welt.

Es kann zu wiederkehrenden Schwindelattacken kommen, die ganz unterschiedlich aussehen können. Es kann ein Drehschwindel oder ein Schwankschwindel sein. Die Symptome können Sekunden, doch auch Stunden anhalten. Häufig beschreiben Patienten ein Gefühl der Betrunkenheit, so wie auch Lara es empfindet. Die allermeisten Patienten kennen Kopfschmerzen bei Migräne, aber der Kopfschmerz muss nicht immer zusammen mit dem Schwindel auftreten. Es ist sogar typisch, dass der Schwindel allein auftritt. Das größte Problem bei der vestibulären Migräne sind häufig die Ängste, die sich während der Schwindelattacken entwickeln. Lara war hier sicherlich besonders gefährdet, weil sie schon vorher unter Depressionen und Angststörungen gelitten hat. Häufig beruhigt es Patienten aber bereits zu wissen, worunter sie leiden. Es ist immer sehr schwierig, Symptome zu ertragen, wenn man nicht weiß, woher sie kommen. Und wenn man befürchtet, dass es sich um eine schwerwiegende Erkrankung handeln könnte. Gibt man dem Kind aber einen Namen, stellt man also die richtige Diagnose, führt das häufig schon zu einer deutlichen Besserung der Erkrankung. Darüber hinaus gibt es weitere Möglichkeiten, die vestibuläre Migräne zu behandeln.

Nach unserem Gespräch ist Lara sehr beruhigt. »Endlich weiß ich, was ich habe, und jetzt kann ich auch daran arbeiten. Das beruhigt mich sehr!«

Gerade bei Patienten, die unter zusätzlichen psychiatrischen Erkrankungen wie Depressionen oder Angst- und Panikstörungen leiden, wird jegliche weitere Symptomatik häufig automatisch dieser psychiatrischen Erkrankung zugeschrieben. Ohne zu überprüfen, ob es sich nicht doch um eine andere Erkrankung handelt, die möglicherweise ganz anders behandelt werden muss. Es ist also wichtig, bei Patienten, die unter psychiatrischen Erkrankungen leiden, genau hinzuschauen, um offensichtliche andere Erkrankungen nicht zu übersehen. Denn ohne richtige Diagnose kann natürlich keine angemessene Behandlung erfolgen.

Fallbeispiel 10
Hannes zwischen vestibulärer Migräne und Morbus Menière

Hannes, ein 41-jähriger Mann, sitzt vor mir in der Sprechstunde. »Ich hatte vor etwa einem halben Jahr zum ersten Mal Schwindel. Es war eine plötzliche starke Schwindelattacke, ein Drehschwindel, sodass ich kaum laufen konnte. Seitdem habe ich immer mal wieder Attacken, die 30 bis 60 Minuten anhalten. Mein HNO-Arzt hat jetzt gesagt, es könnte sich um Morbus Menière handeln. Wie genau unterscheidet man denn so etwas bei plötzlichem Auftreten?«

»Bei Schwindel gibt es alle möglichen relevanten Differenzialdiagnosen, also verschiedene Schwindelerkrankungen, um die es sich handeln könnte. Häufig kann man sie bereits durch eine gute Anamnese und klinische Untersuchung auseinanderhalten. Zum einen könnte es sich um eine Entzündung des Gleichgewichtsnervs handeln, eine sogenannte Neuritis vestibularis. Dabei kommt es plötzlich zu starkem Schwindel, meist einem Drehschwindel, der einige Tage anhält, sodass man gar nicht mehr laufen kann. Nach einiger Zeit klingt dieser Schwindel wieder ab, es bleibt jedoch ein Schwankschwindel zurück, sobald man sich bewegt. Einen solchen Schwindel kann man eigentlich nur einmal im Leben erleiden, ein zweiter wäre ein Sechser im Lotto. Differenzialdiagnostisch könnte es sich auch um einen sogenannten gutartigen Lagerungsschwindel handeln, eine der häufigsten Schwindelerkrankungen überhaupt. Dabei entsteht, wie der Name schon sagt, typischer Schwindel, sobald man sich im Bett zum Beispiel auf eine Seite dreht. Der Schwindel verschwindet spätestens nach einer bis anderthalb Minuten. Er kann jedoch sehr unangenehm sein, besonders wenn er plötzlich beim Blick nach oben oder unten auftritt. Wichtig dabei ist: Er tritt ausschließlich bei Bewegung und nicht spontan auf.

Auch die vestibuläre Migräne kann Schwindel auslösen. Dabei können kurze Schwindelattacken bis zu zwei Minuten auftreten, die dem Lagerungsschwindel sehr ähnlich sind. Jedoch können bei der vestibulären Migräne auch spontane, also ohne Bewegung ausgelöste Attacken auftreten. Hier muss der Kopfschmerz der Migräne gar nicht dabei sein. Es kann sich um eine reine Schwindelattacke handeln – manifestiert sowohl als Drehschwindel als auch als Schwankschwindel. Häufig kommen Licht- und Lärmempfindlichkeit dazu. Die Attacken können wenige Sekunden, aber eben auch Stunden oder Tage anhalten. Bei Morbus Menière, einer Innenohrerkrankung, kommt es dagegen meistens zu Drehschwindelattacken, die bis zu 72 Stunden anhalten können. Dabei sind die Betroffenen nicht oder kaum in der Lage aufzustehen. Häufig haben diese Patienten zusätzlich eine Hörminderung oder einen Hörsturz oder auch einen Tinnitus. Wenn man diese Patienten untersucht, sieht man während der Attacke einen Ausfall des Gleichgewichtsorgans, wohingegen man bei der vestibulären Migräne eine Überaktivität sieht. Bei der Neuritis vestibularis, einer Entzündung des Gleichgewichtsnervs, sieht man ebenfalls einen Ausfall.«

»Wenn ich mir das anhöre, dann passen meine Symptome am besten zu einer vestibulären Migräne und gar nicht so sehr zu einem Morbus Menière.«

»Das denke ich auch«, sage ich und lächle ihn an. »Ich denke immer, dass es extrem wichtig ist, dass Betroffene verstehen, wie wir zu unseren Diagnosen kommen.«

Wenn man Patienten einfach nur eine Diagnose vor den Latz knallt, ist ihnen damit meist nicht geholfen, selbst wenn es die richtige sein sollte. Die meisten haben schon so viele widersprüchliche Empfehlungen von Ärzten, Physiotherapeuten, Osteopathen und wem auch immer bekommen, dass es keinen Grund gibt, dem nächsten mehr zu trauen als den anderen davor, die möglicherweise (und das kommt leider sehr häufig vor) etwas ganz anderes erzählt haben. Verstehen Betroffene aber, warum der Arzt oder die Ärztin gerade diese Diagnose stellt, werden therapeutische Maßnahmen häufig besser umgesetzt und Patienten fühlen sich deutlich sicherer mit der Diagnose. Der größte Teil meiner Sprechstunde besteht deshalb genau darin: zu erklären, warum ich denke, was ich denke und warum ich genau in diesem Fall diese Therapie für die richtige halte.

Fallbeispiel 11

Irina und die konfusionelle Migräne

Irina stellt sich erstmalig in der Kopfschmerzsprechstunde vor. Sie kennt Migräne seit vielen, vielen Jahren und hat sie eigentlich ganz gut im Griff. Jetzt hat sich jedoch etwas ereignet, was sie sehr beunruhigt und was dazu geführt hat, dass sie doch noch mal klären möchte, ob das alles wirklich noch zur Migräne passt. Sie ist 50 Jahre alt und arbeitet als Informatikerin in einem kleinen Betrieb.

Vor etwa drei Monaten hat sie bemerkt, dass etwas nicht in Ordnung war. Sie sagt: »Da hat meine Schwester angerufen. Die meinte, dass ich irgendwie komisch spreche, aber ich habe gar nicht verstanden, was das Problem ist. Ich hatte Kopfschmerzen und dachte, na ja, das ist jetzt die Migräne und Sprachstörungen kann ich dabei durchaus haben. Meine Schwester meinte, dass sie sofort kommt, und zehn Minuten später war sie da, weil sie nur ein paar Minuten um die Ecke wohnt. Sie hat den Notarzt gerufen. In dem Moment habe ich gar nicht verstanden, warum. Danach hat sie mir erzählt, dass ich aggressiv gewesen sei, um mich geschlagen und die Polizei bedroht hätte. Ich wurde dann ins Krankenhaus gefahren. Dort hat man ganz viele Untersuchungen gemacht und am Ende nichts gefunden. Einige Stunden später war ich wieder normal«, sagt sie und lächelt unsicher. »Mir hat es sehr viel Angst gemacht, was da passiert ist. Ich bin extra noch mal nach Bonn gefahren, weil die auf Epilepsie spezialisiert sind, aber auch dort hat man mir gesagt, dass es mit einer Epilepsie nichts zu tun hat. Kann es denn überhaupt etwas mit Migräne zu tun haben?«

»Grundsätzlich ja«, sage ich. »Es könnte sich um eine konfusionelle Migräne gehandelt haben. Eigentlich kommt so etwas nur bei Kindern vor, aber in seltenen Fällen gibt es das durchaus auch bei Erwachsenen. Dann muss aber, so wie es bei Ihnen geschehen ist, alles andere ausgeschlossen worden sein. Im Rahmen der Migräne kann es durchaus zu Desorientiertheit kommen. Die Betroffenen sind dann meistens aggressiv und reagieren irgendwie komisch. Wichtig ist trotzdem immer, eine komplette Untersuchung zu machen, nach dem Nervenwasser zu schauen, ob da eine Entzündung ist, und auch zu überprüfen, dass nicht doch eine andere Ursache dahintersteckt. Ansonsten ist es einfach eine ganz seltene Komplikation der Migräne, die sich normalerweise auch nicht wiederholt. Bei Kindern ist sie schon sehr, sehr selten, bei Erwachsenen aber eine absolute Rarität.«

»Dann bin ich also etwas Besonderes«, sagt Irina mit leichter Ironie im Unterton. »Das ja, auf jeden Fall«, sage ich. »Es ist immer wieder beeindruckend, wie unterschiedlich die Migräne aussehen kann und welche Symptome sie bewirken kann.«

Trifft man auf so seltene Phänomene der Migräne, ist es trotzdem sehr wichtig, die Diagnose nicht vorschnell zu stellen, denn es handelt sich hierbei immer um eine absolute Ausschlussdiagnose. Das heißt, es gibt keine bewiesene Diagnostik, dass es wirklich eine konfusionelle Migräne ist, sondern nur durch den Ausschluss anderer Erkrankungen lässt sich die Diagnose stellen. Dann sollte sie aber auch gestellt werden, da es Patientinnen und Patienten häufig sehr beruhigt zu wissen, worum es sich bei solch einer doch sicherlich einschüchternden und beängstigenden Situation gehandelt hat.

Sehr häufig sehe ich Patienten, die als Notfall in die Sprechstunde geschoben werden. Sie haben meine Sprechstundenhilfen überzeugt, dass es so dringend ist, dass sie früher gesehen werden müssen. Eine solche Patientin sitzt an einem Montagmorgen vor mir. Jacqueline ist

28 Jahre alt, eine sehr hübsche, selbstbewusste junge Frau. Ihr Kopfschmerzkalender liegt vor mir und zeigt etwa eine Attacke alle sechs Wochen. Als ich anfing, mich mit Kopfschmerzmedizin zu beschäftigen, hätte mich eine solche Patientin durchaus geärgert oder zumindest irritiert. Warum glaubt sie, ein Notfall zu sein? Und warum müssen andere Patienten, die möglicherweise täglich unter Kopfschmerzen leiden und »wirkliche« Notfälle sind, länger auf einen Termin warten? Heute, mit etwas mehr Erfahrung, weiß ich, dass der Leidensdruck einer Patientin nicht allein von der Anzahl der Kopfschmerztage abhängt. Der Blick in das Kopfschmerztagebuch verrät häufig nicht, wie stark ein Betroffener wirklich leidet. Deshalb bin ich gespannt darauf, was Jacqueline mir erzählen wird und warum es ihr aktuell offensichtlich sehr schlecht geht.

Fallbeispiel 12
Jacqueline und der *Interictal Burden*

Jacqueline erzählt, dass sie in der Kundenbetreuung für einen großen deutschen Flughafen arbeitet und wichtige Unternehmenskunden häufig mit dem Auto befördern muss, darunter auch Prominente. »Kopfschmerzen kenne ich schon lange. Aber bevor ich angefangen habe, am Flughafen zu arbeiten, war das nie ein Problem. Seit etwa drei Jahren hat sich nun meine Migräne verschlechtert. Früher hatte ich nur Kopfschmerzen, gegen die ich einfach Ibuprofen genommen habe. Mittlerweile treten aber auch Sehstörungen auf, die mich sehr beunruhigen. Es beginnt aus dem Nichts heraus zu flackern und plötzlich sehe ich gar nichts mehr. Bisher ist das nur am Wochenende passiert. Aber ich habe große Angst, dass es beim Autofahren auf der Arbeit passieren könnte. Vielleicht verliere ich dann die Kontrolle über das Fahrzeug oder kann einfach nicht weiterfahren.« Man merkt Jacqueline deutlich an, wie stark sie sich von der Migräne beeinträchtigt fühlt.

Das, was Jacqueline beschreibt, ist typisch für eine visuelle Aura, eine neurologische Symptomatik, die vor den eigentlichen Kopfschmerzen auftreten kann. Typische Symptome sind Flimmererscheinungen im Gesichtsfeld, die sich manchmal so ausbreiten, dass das Sehfeld signifikant eingeschränkt ist. In der Regel beginnt das langsam, sodass genug Zeit bleibt, um sicher anzuhalten und einen Fahrgast aus der Gefahrenzone zu bringen. Was man hier sehr gut sehen kann, ist, dass es bei Migräne oft nicht nur um das geht, was wirklich passiert, sondern um die Ängste, die damit verbunden sind. Betroffene machen sich im Zusammenhang mit Migräne, auch wenn wie in diesem Fall aktuell nur alle sechs Wochen Attacken auftreten, oft große Sorgen, was passieren und welche schwerwiegenden Konsequenzen das haben könnte. Andere Menschen haben möglicherweise häufiger Attacken, machen sich jedoch nicht so viele Gedanken darüber, sondern reagieren eher auf die Gegebenheiten, die sich im Rahmen der Migräne ergeben.

Es gibt viele Gründe, warum man trotz Migräne-Attacke arbeiten geht. Zum einen ist es natürlich die Angst vor Konsequenzen, wenn man ständig ausfällt. Oder auch die Tatsache, dass einem der Chef oder die Chefin nicht glaubt, dass man Migräne hat, weil man jemandem die Erkrankung meist nicht ansieht. Oft ist es aber auch so, dass Menschen ihre Arbeit einfach gern machen und versuchen, trotz Migräne weiter normal am Leben teilzunehmen. Immer wieder kontaktieren mich zum Beispiel junge Ärztinnen, die sich trotz teilweise wirklich schlimmer Migräne durch die Assistenzzeit quälen, weil sie einfach gern Ärztin werden wollen. Venus Williams, die laut Medienberichten unter Migräne leidet, hat einmal erzählt, dass sie Grand-Slam-Spiele mit Migräne gespielt hat, einfach weil sie das Spiel nicht ausfallen lassen und trotzdem gewinnen wollte.

Das Verhalten eines Migräne-Patienten während einer Migräne-Attacke gibt nur bedingt Aufschluss darüber, wie schlecht es dem- oder derjenigen geht. Viele reißen sich einfach zusammen – und dann unterschätzen die Kollegen oder der Chef, wie schlimm die Migräne gerade ist.

Fallbeispiel 13

Sandra und das Problem mit der Arbeit

Sandra, eine 25-jährige Frau, kommt zum ersten Mal zu mir in die Sprechstunde. »Ich denke, dass ich einen Spannungskopfschmerz habe«, sagt sie. »Der Kopfschmerz sitzt im ganzen Kopf und ich kann trotz der Schmerzen arbeiten gehen. Meistens nehme ich eine Schmerztablette und dann geht es schon irgendwie. Mein Neurologe hat mir gesagt, dass es ein Spannungskopfschmerz sein muss, weil ich mit einer Migräne nicht arbeiten gehen könnte.«

»Das ist ein großes Missverständnis bezüglich Migräne«, sage ich. »Natürlich kann man oft mit Migräne arbeiten gehen; viele Menschen tun das jeden Tag. Würden sie es nicht tun, stünde unser Land still. Würden sich alle Mütter, die morgens mit Migräne aufwachen, nicht um ihre Kinder kümmern, würde das alles nicht mehr funktionieren.«

Natürlich hängt es von der Schwere der Attacke ab, was möglich ist. Hängt man mit schlimmsten Schmerzen, starker Übelkeit und Erbrechen über der Kloschüssel, kann man sich sicher um nichts anderes kümmern. Oft sehen Migräne-Attacken aber nicht so aus. Es gibt dafür sogar ein Wort, das schon intensiv erforscht wurde: Präsentismus. Menschen mit Migräne arbeiten vielleicht nicht mit den üblichen 100, sondern nur mit 90 Prozent. Das ist aber meistens immer noch genug, um auf der Arbeit zurechtzukommen.

DAS LEBEN ZWISCHEN DEN ATTACKEN ENTSCHEIDET ÜBER LEBENSQUALITÄT

Während einer Migräne-Attacke ist ganz klar, dass man krank ist. Der Kopf hämmert, Licht tut weh, Geräusche werden unerträglich, der Magen rebelliert. In solchen Momenten denkt niemand daran zu funktionieren. Der Körper zwingt einen zur Pause. In dieser akuten Phase ist die Erkrankung sichtbar, spürbar und oft auch für das Umfeld nachvollziehbar.

Aber es gibt auch die Zeiten dazwischen – die Tage, vielleicht Wochen, ohne Attacke oder mit nur milden Symptomen. Diese Phase nennt man in der Medizin die interiktale Phase – also die Zeit zwischen den Migräne-Attacken. Was mich in den vergangenen Jahren besonders beschäftigt hat: Diese Zeit, in der man eigentlich beschwerdefrei ist, entscheidet oft viel stärker darüber, wie sehr jemand unter der Migräne leidet – und wie sehr sie das Leben beeinträchtigt.

Denn es gibt einen großen Unterschied zwischen »eine Krankheit haben« und »sich als krank erleben«. Manche Menschen haben nur gelegentlich Migräne und leben ansonsten völlig unbeeinträchtigt – sie sehen sich selbst nicht als Patientinnen oder Patienten, sondern als Menschen, die auch mal Migräne haben. Ich selbst gehöre dazu. Ich habe Migräne, aber ich bin keine Patientin. In der Zeit zwischen den Anfällen bin ich gesund, leistungsfähig und frei.

Und dann gibt es andere, bei denen die Migräne auch in den interiktalen Phasen das Leben prägt – etwa durch die ständige Angst vor der nächsten Attacke, die Einschränkung bei der Planung von Terminen, das Vermeiden von Auslösern oder die Erschöpfung, die manchmal bleibt, obwohl der Schmerz längst vorbei ist. Für diese Menschen ist Migräne mehr als ein zeitlich begrenzter Zustand. Sie sind in gewissem Sinne immer ein Stück krank – auch wenn sie gerade keine Kopfschmerzen haben.

Studien haben gezeigt, dass dieser sogenannte interiktale Belastungsfaktor einer der wichtigsten Gründe ist, warum Menschen mit Migräne ärztliche Hilfe suchen. Je mehr die Zeit zwischen den Attacken vom Gefühl von Einschränkung, Angst oder ständiger Vorsicht geprägt ist, desto größer ist der Leidensdruck.

Diese Erkenntnis hat auch meine therapeutische Haltung verändert. Früher lag mein Fokus fast ausschließlich auf der Akutbehandlung und der Frage, welche Medikamente helfen können, Attacken zu verhindern. Doch mit der Zeit wurde mir klar: Es ist mindestens genauso wichtig, über das Leben zwischen den Attacken zu sprechen – und gezielt daran zu arbeiten, dass es freier, unbeschwerter und selbstbestimmter wird.

Ein zentraler Hebel dafür ist Wissen. Denn wer versteht, was in seinem Körper passiert, hat deutlich weniger Angst. Wer die typischen Symptome kennt, wer weiß, was Auslöser sein können und was nicht, wer einordnen kann, wann eine Attacke wahrscheinlich ist, der verliert das Gefühl des Ausgeliefertseins.

Deshalb ist Patientenedukation ein ganz wesentlicher Bestandteil jeder Migräne-Therapie. Ich bin überzeugt: Menschen mit Migräne müssen ihre eigene Erkrankung gut kennen. Je mehr sie über Auslöser, Frühwarnzeichen, Therapiemöglichkeiten und Zusammenhänge wissen, desto besser können sie damit umgehen.

Das Ziel meiner Arbeit ist es deshalb nicht nur zu behandeln – sondern auch auszubilden. Migräne-Patientinnen und -Patienten sollen zu Expertinnen und Experten ihrer eigenen Erkrankung werden. Denn wer seine Migräne versteht, hat es nicht nur leichter mit den Attacken selbst, sondern vor allem in den Phasen dazwischen. Und genau dort entscheidet sich oft, wie sehr die Erkrankung das Leben bestimmt – oder wie sehr man es selbst wieder in die Hand nehmen kann.

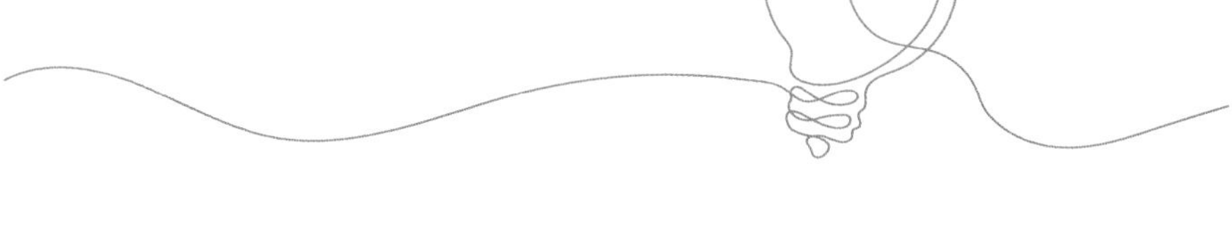

3

DIE RICHTIGE DIAGNOSE –

der erste Schritt zur passenden Therapie

Viele Menschen leben jahrelang mit Migräne, ohne zu wissen, was genau ihnen fehlt. Manche haben diffuse Kopfschmerzen, die ihnen als Spannungskopfschmerz erklärt wurden. Andere wurden wegen Verdacht auf Augenprobleme, Zahnfehlstellungen oder Wirbelsäulenblockaden behandelt – ohne nennenswerten Erfolg. Nicht selten landen Betroffene erst nach unzähligen Arztbesuchen und Selbstbehandlungsversuchen bei einer fachgerechten Diagnose.

Dabei ist die Diagnosestellung bei Migräne grundsätzlich gut möglich – ganz ohne aufwändige Technik oder Spezialuntersuchungen. Der Schlüssel liegt in der sorgfältigen Anamnese: dem genauen Zuhören, Nachfragen und Einordnen der Symptome. Wie oft treten die Schmerzen auf? Wie lange dauern sie? Gibt es Begleiterscheinungen wie Übelkeit, Lichtempfindlichkeit oder neurologische Ausfälle? Wie beeinflusst der Schmerz das tägliche Leben?

Die Internationale Kopfschmerzgesellschaft (IHS) stellt klare Kriterien zur Verfügung, um Migräne von anderen Kopfschmerzarten abzugrenzen. Besonders wichtig ist die Unterscheidung zum Kopfschmerz bei Medikamentenübergebrauch sowie zum Spannungskopfschmerz und zum Cluster-Kopfschmerz.

Eine korrekte Diagnose bedeutet für Betroffene oft eine enorme Erleichterung. Sie gibt dem Leiden einen Namen, nimmt die Schuldgefühle (»Ich bilde mir das nur ein.«) und schafft die Voraussetzung für eine gezielte, evidenzbasierte Therapie. Dieses Kapitel zeigt, wie die Diagnose gestellt wird, warum sie manchmal so schwierig ist – und worauf man als Patientin oder Arzt besonders achten sollte.

Es gibt einen ganz wichtigen Punkt, den man grundsätzlich verstanden haben muss, um Kopfschmerzen gut einordnen zu können. Dabei handelt es sich um den Unterschied zwischen primären und sekundären

Kopfschmerzen. Wenn ich an der Universität die Kopfschmerzvorlesung halte, ist es mir besonders wichtig, dass die Studentinnen und Studenten das verstanden haben. Ohne Verständnis für diesen Unterschied wird man nie eine richtig gute Kopfschmerztherapie machen können, denn die Basis dafür ist immer die richtige Diagnose dieser Begriffe: primärer und sekundärer Kopfschmerz.

Ein sekundärer Kopfschmerz ist ein Symptom einer anderen Krankheit, das heißt, der Kopfschmerz ist nicht die Erkrankung, sondern wird zum Beispiel durch eine Nasennebenhöhlenentzündung verursacht. Der Grund könnte natürlich schlimmstenfalls auch ein Hirntumor oder eine Hirnhautentzündung sein. Man kann sich schon denken, dass in solchen Fällen eine reine Therapie der Kopfschmerzen nicht ausreicht, weil das Grundproblem, die Ursache der Kopfschmerzen, weiterhin vorhanden ist. Natürlich gibt man bei diesen sekundären Kopfschmerzen auch Schmerzmittel, aber vor allem muss die Grunderkrankung behandelt werden. Man verabreicht zum Beispiel Antibiotika gegen die Nasennebenhöhlenentzündung. Klingt die Grunderkrankung ab, hören auch die Kopfschmerzen auf.

Bei den primären Kopfschmerzen sieht die Situation ganz anders aus. Hier ist der Schmerz die eigentliche Erkrankung. Es gibt also keine nachweisbare Ursache der Schmerzen, zumindest keine, die man im Augenblick schon nachweisen kann. Zu diesen primären Kopfschmerzerkrankungen zählen Migräne, Spannungskopfschmerz und Cluster-Kopfschmerz sowie andere seltene Erkrankungen wie die Hemicrania continua und die paroxysmale Hemikranie. Führt man bei diesen Erkrankungen MRT- oder Nervenwasseruntersuchungen durch, findet man keine Ursache für diese Erkrankungen.

Das ist ganz wichtig zu verstehen, weil viele Patientinnen und Patienten über Jahre nach der Ursache ihrer Kopfschmerzen suchen. Man muss sich aber im Klaren darüber sein, dass es sich um eine funktionelle Störung handelt, aber wir bislang keine Biomarker oder andere Nachweismethoden haben, um diese Erkrankungen zu beweisen. Vielmehr werden sie anhand der typischen Anamnese, also anhand der Symptome, die die Patienten schildern, diagnostiziert. Daraus ergibt sich leider auch, dass es nicht einfach einen »Aus-Knopf« gibt. Man kann nicht einfach wie beim sekundären Kopfschmerz die Entzündung in den Nasennebenhöhlen behandeln und dann ist der Schmerz weg. Stattdessen muss man eine Schmerztherapie machen, die jedoch nicht zu einer Heilung der Erkrankung führt, sondern lediglich den Leidensdruck verringern soll.

Die primären Kopfschmerzerkrankungen sind alles Erkrankungen, die angeboren sind, also deren Ursachen letztlich in den Genen liegen. Sie sind nicht im eigentlichen Sinn heilbar. Das bedeutet jedoch nicht, dass man für immer an diesen Kopfschmerzen leiden muss.

Fallbeispiel 14
Dieter und die Frage nach der Diagnose

Dieter, der vor mir in der Sprechstunde sitzt, wirkt verunsichert. »Der Arzt hat gesagt, dass meine EEG unauffällig war und man darauf keine Migräne sehen kann. Deshalb hat er Spannungskopfschmerz diagnostiziert.«

Doch wie stellt man eigentlich eine Migräne-Diagnose? Ohne biologischen Marker und ohne diagnostisches Verfahren, mit dem man Migräne eindeutig nachweisen kann? Eine EEG oder eine MRT werden ja lediglich eingesetzt, um andere Ursachen auszuschließen – die Migräne selbst ist in diesen Untersuchungen nicht sichtbar.

Migräne ist eine Software-Störung des Gehirns. Schaut man von außen darauf, zum Beispiel mit einer MRT, wird man keine Beschädigung feststellen können. Die Diagnose wird ausschließlich anhand des Gesprächs mit der Patientin oder dem Patienten gestellt.

Aber auch eine Software-Störung braucht klare Diagnosekriterien, die man abhaken kann. Für eine Migräne-Diagnose müssen mindestens fünf Attacken aufgetreten sein, die unbehandelt zwischen vier und 72 Stunden dauern. Zudem müssen mindestens zwei der folgenden Merkmale erfüllt sein:

- Einseitiger Kopfschmerz
- Pulsierender Schmerzcharakter
- Mittlere bis starke Schmerzintensität
- Verstärkung durch körperliche Aktivität

Zusätzlich muss mindestens eines der folgenden Symptome auftreten:

- Übelkeit und/oder Erbrechen
- Licht- und Lärmempfindlichkeit

»Das klingt ja gar nicht so kompliziert«, sagt Dieter nachdenklich, nachdem ich ihm das geschildert habe. »Eigentlich könnte man diese Liste in jeder Hausarztpraxis auslegen und einfach abhaken.«

Ich lächle. »Das stimmt – die Diagnose einer Migräne ist prinzipiell nicht schwer. Allerdings gibt es durchaus Interpretationsspielraum.«

Denn diese Diagnosekriterien wurden ursprünglich für klinische Studien entwickelt, um dort eine möglichst klare Abgrenzung zu schaffen. In der Realität sind Symptome aber oft unschärfer. Gerade bei Begleitsymptomen wie Licht- und Lärmempfindlichkeit gibt es ein breites Spektrum: Manche Patienten müssen sich in einen abgedunkelten Raum zurückziehen, andere empfinden es nur als unangenehm, wenn die Sonne direkt ins Gesicht scheint. Auch das Schmerzempfinden ist individuell unterschiedlich.

Für mich persönlich stellen sich immer die zentralen Fragen: Beeinträchtigt der Kopfschmerz das Leben?

Kann ich meine geplanten Aktivitäten nicht mehr so durchführen wie sonst? Sage ich Termine ab?

Quäle ich mich zur Arbeit oder muss sogar nach Hause gehen?

Wenn dieser Kopfschmerz dann auch noch zwischen vier und 72 Stunden anhält, spricht vieles für eine Migräne. Die Dauer ist ein wichtiges Unterscheidungsmerkmal zu anderen Kopfschmerzarten.

Eine Migräne kann auch länger dauern – es gibt Menschen, die täglich unter Migräne leiden, ohne Pause. Kürzer als vier Stunden sollte sie unbehandelt jedoch nicht sein, mit einer Ausnahme: Bei Kindern kann eine Migräne-Attacke deutlich kürzer ausfallen und trotzdem trifft die Migräne-Diagnose zu.

Ein weiteres wichtiges Detail: Migräne beginnt nicht immer abrupt mit voller Intensität. Sie kann auch leicht einsetzen und innerhalb von 30 Minuten wieder abklingen, ohne sich zu einer schweren Attacke zu entwickeln. Deshalb kann die Diagnosestellung manchmal doch eine Herausforderung sein – besonders wenn die Symptome nicht ganz typisch verlaufen.

Dieter schaut mich nun deutlich erleichterter an. »Nach dieser Erklärung bin ich mir ziemlich sicher, dass es doch eine Migräne ist.«

WIE FÜHRT MAN EIGENTLICH DEN KOPFSCHMERZKALENDER RICHTIG?

Diese Frage bekomme ich häufig gestellt. Ehrlicherweise erkenne ich an dieser Frage schon, dass es sich um einen Menschen mit Migräne handelt, weil niemand sich über diesen Kalender so viele Sorgen machen würde wie ein Mensch mit einem Migräne-Gehirn. Kürzlich erzählte mir eine Patientin, dass ihre Kopfschmerzattacken immer abends beginnen und am nächsten Morgen noch vorhanden sind. Sie wusste nicht, ob sie zwei Tage dokumentieren soll, weil der Kopfschmerz ja an zwei Tagen vorhanden ist, oder ob sie nur einen Tag dokumentieren soll, weil der Kopfschmerz unter 24 Stunden anhält, sich nur nicht an die Begrenzung des Tages hält.

Wenn man selbst unter Migräne leidet, ist einem dieser Gedanke wahrscheinlich auch schon mal gekommen.

Was war nun das Problem? Ihre Neurologin hat ihr zurückgemeldet, dass sie die Dokumentation so nicht verstehen könne und sie das Ganze bitte nur für einen Tag dokumentiert, wenn es unter 24 Stunden dauert. Ich bin schon verwirrt, wenn ich das hier aufschreibe. So kann man natürlich überhaupt nicht verstehen, worum es eigentlich geht. Gehen wir einen Schritt zurück. Wofür dient dieser Kopfschmerzkalender? Er soll lediglich helfen nachzuvollziehen, wie viel Kopfschmerz vorhanden ist. Es handelt sich nicht um den Nachweis der Relativitätstheorie oder um die Formel zur Gewinnung von Gold aus Metall. Es gibt an sich keine richtige Dokumentation, sondern nur eine, die man selbst nachvollziehen kann. Ich persönlich bevorzuge, einfach einzutragen, ob an dem Tag Schmerz vorhanden ist oder nicht, und da ist es mir egal, ob der Kopfschmerz um 22:00 Uhr begonnen hat und bis 4:00 Uhr nachts gedauert hat oder ob er den ganzen Tag angehalten hat und um 23:00 Uhr gestoppt ist. Zudem ist es wichtig, dass man dokumentiert, ob man eine Akutmedikation eingenommen hat, damit man den Überblick behalten kann.

Der einzige große Fehler, den Betroffene aus meiner Sicht machen, ist, dass sie nur die schwereren Attacken eintragen und die leichteren Kopfschmerzen oder Kopfschmerztage nicht dokumentieren. Eine chronische Migräne zeigt sich nämlich nicht immer in stärksten Kopfschmerzen, sondern an vielen Tagen auch nur durch ein leichtes Druckgefühl. Wenn es ein Schmerz ist, den man kennt und der häufig vorhanden ist, sollte das eingetragen werden. Der Behandelnde übersieht sonst womöglich den erhöhten Leidensdruck des Betroffenen, wenn nur die schlimmsten Tage dokumentiert werden. Es ist für die Betroffenen aber durchaus wichtig, dass die Diagnose einer chronischen Migräne gestellt wird, wenn diese vorliegt, denn dadurch können ganz andere Therapie-Optionen ermöglicht werden.

4

TRIGGER ERKENNEN –

was Migräne auslöst und wie man damit umgeht

»Was hat es diesmal ausgelöst?« Diese Frage stellen sich viele Betroffene nach einer Migräne-Attacke. Tatsächlich berichten Menschen mit Migräne häufig von bestimmten Auslösern, den sogenannten Triggern. Dazu zählen Stress, hormonelle Schwankungen, Schlafmangel, Wetterumschwünge, bestimmte Nahrungsmittel, Lichtreize oder auch Geräusche. Doch Trigger sind individuell – was bei der einen Person Migräne provoziert, bleibt bei einer anderen folgenlos.

Noch komplizierter wird es, weil viele dieser Faktoren nicht als Ursache, sondern als Verstärker oder Startknopf auf einem bereits vorbelasteten Hintergrund wirken. Migräne entsteht nicht plötzlich durch ein einzelnes Glas Rotwein oder einen stressigen Tag. Vielmehr summieren sich oft mehrere Einflüsse, bis das »Migräne-Fass« überläuft.

Das Wissen um persönliche Trigger kann helfen, Attacken besser zu vermeiden oder zumindest seltener werden zu lassen. Doch es gibt auch eine Kehrseite: Wenn Betroffene beginnen, sich zwanghaft zu beobachten und aus Angst vor einer Attacke immer mehr Lebensbereiche einschränken, entsteht ein vermeidendes Verhalten, das belastend sein kann – psychisch und sozial.

DAS WETTER UND DIE MIGRÄNE

»Ich brauche morgen gar keine Termine zu machen«, seufzt meine Freundin Marie. Ich schaue sie an. »Warum?«, frage ich sie. »Hast du den Wetterbericht denn nicht gesehen? Da bekomme ich auf jeden Fall Migräne.«

Allein über dieses Thema könnte man ein ganzes Buch schreiben. Immer wieder hat man versucht, in klinischen Studien einen Zusammenhang zwischen Wetter und Migräne nachzuweisen. Es gibt Apps, die versprechen, das Migräne-Wetter vorherzusagen, und es gibt Länder, in denen sogar im Wetterbericht verkündet wird, ob gerade Migräne-Wetter ist oder nicht. Auch in der Sprechstunde hat man manchmal das Gefühl, dass es bestimmte Wetterlagen gibt, die besonders häufig Migräne hervorrufen. Oft berichten Menschen, dass sie gerade bei heißem Wetter vermehrt unter Migräne leiden. Sie sind dann die ersten, die sich in den Schatten zurückziehen oder auch schimpfen, dass es schon wieder so heiß geworden ist.

Was kann man tun, wenn man hier besonders empfindlich ist? Vor allem sollte man darauf achten, dass man sich nicht in die pralle Sonne setzt, sondern eher Orte im Schatten aufsucht. Es kann außerdem helfen, eine Kopfbedeckung zu tragen oder die Sonnenbrille aufzusetzen, da Hitze häufig mit viel Helligkeit verbunden ist und die oft bestehende, ausgeprägte Lichtempfindlichkeit von Menschen mit Migräne noch mehr zum Tragen kommt. Es ist sinnvoll, darauf zu achten, genug zu trinken, und sich natürlich die notwendigen Pausen zu gönnen. Besonders auf Sport in der prallen Sonne sollte man verzichten. Es gibt Menschen, die überhaupt nur im Sommer unter Migräne-Attacken leiden, und dann gibt es die, die vor allem nur im Winter darunter leiden und im Sommer nahezu beschwerdefrei sind. Das ist wirklich individuell und vollkommen verschieden. Was die meisten aber berichten, ist ein Problem mit extremen Wetterlagen. Wenn sich das Wetter innerhalb weniger Tage sehr schnell ändert, etwa plötzlich von 30 °C auf 15 °C fällt oder andersherum ansteigt, sind viele Menschen besonders empfänglich für Migräne.

Trotzdem lohnt es sich nicht, sich zu sehr auf dieses Wetterthema zu konzentrieren, weil das Wetter letztlich etwas ist, das wir nicht ändern können. Ich würde davon abraten, den Wetterbericht dahingehend zu studieren, ob man morgen Migräne haben wird oder nicht, denn sonst ruft man allein damit schon Migräne hervor.

Ob ich meine Freundin Marie allerdings davon überzeugen kann, weniger auf den Wetterbericht zu schauen? Wahrscheinlich nicht.

STRESS UND SPANNUNGSABFALL ALS TRIGGER

Dass Stress und Migräne zusammengehören, wissen die meisten, aber wie genau das funktioniert, ist häufig ein Mysterium.

Fallbeispiel 15

Simone und die Sache mit dem Stress

Die 17-jährige Simone sitzt mit ihrer Mutter vor mir. Sie hat bereits seit vielen Jahren Migräne. In den vergangenen Jahren war die Symptomatik chronifiziert mit 15 bis 20 Kopfschmerztagen pro Monat, was Simone natürlich deutlich in ihrer Lebensqualität beeinträchtigt hat. Wir hatten bei den vorherigen Besuchen die Symptome mit Amitriptylin, eigentlich ein Antidepressivum, das auch in der Migräne-Prophylaxe verwendet wird, in den Griff bekommen, und als ich sie an dem Tag auf meiner Liste sah, hoffte ich, dass das immer noch der Fall ist.

»Wie geht es dir?«, frage ich sie.

»Nicht so gut«, antwortet sie. Die Mutter ergänzt: »Die vergangenen zwei Wochen hat sie praktisch nur mit Schmerzen im abgedunkelten Zimmer verbracht. Dabei hat sie überhaupt keinen Stress mehr. Die Schule ist seit drei Wochen vorbei und sie hat ihren Abschluss gemacht. Ich verstehe überhaupt nicht, wie es jetzt zu einer Verschlechterung der Migräne kommen kann. Im Prinzip hat sie doch jetzt gar keine Verpflichtungen mehr.«

Das ist ein häufiges Phänomen, wenn wir über Stress und Migräne sprechen. Der eigentliche Stress ist gar nicht der, der die Migräne verursacht, sondern es geht um den Stressabfall. Und Stressabfall, besonders nach einer längeren Klausurenphase, endet eben nicht nach wenigen Tagen, sondern kann sich durchaus auch über einige Wochen hinziehen. Es ist also gar nicht ungewöhnlich, nach so einer Phase des Stresses über mehrere Wochen in eine länger andauernde Verschlechterung zu rutschen. Oft verliert man danach ein bisschen den Rhythmus, wie es auch Simone passiert ist. Mit Beendigung der Schule war plötzlich kein Tagesrhythmus mehr vorhanden und das provoziert auch das Auftreten migräneähnlicher Phänomene. So ist die Wochenendmigräne geradezu legendär und kommt auch durch den Stressabfall und den Verlust der Tagesstruktur zustande. Gleiches ist oft in den Ferien oder im Urlaub zu beobachten. Nach längeren Stressphasen, zum Beispiel auf der Arbeitsstelle oder durch private Belastungsfaktoren, kann es Monate dauern, bis sich das Gehirn von dieser Belastung wieder regeneriert hat. Es ist überhaupt nicht ungewöhnlich, dass eigentlich schon Frieden im Leben eingekehrt ist und trotzdem weiterhin eine deutlich erhöhte Migräne-Frequenz zu verzeichnen ist.

»Aber was machen wir jetzt?«, fragt die Mutter von Simone.

»Wichtig ist, nicht die Nerven zu verlieren. In den meisten Fällen reguliert sich das von selbst.«

In diesem speziellen Fall haben wir besprochen, einen Cortisonstoß durchzuführen, um die Status-Kopfschmerz-Migräne-Phase zu durchbrechen, die länger als 72 Stunden dauert. Auch ein Wechsel der Prophylaxe kann sehr hilfreich sein. »Es ist jetzt wichtig, dass du schnell wieder in einen geordneten Tagesrhythmus zurückkehrst«, sage ich ihr. Aber das scheint bei ihr sichergestellt zu sein, denn sie plant, das Fachabitur zu machen, und spätestens im Herbst muss sie wieder die Schulbank drücken.

Aber auch Urlaub und Ausschlafen können (gemeinerweise) Auslöser einer Migräne-Attacke sein. Viele Betroffene erleben, das trotz – oder vielleicht auch gerade wegen – der Erholung die Migräne vollkommen aus dem Ruder laufen kann. Es gibt natürlich keine Garantie, dass das nicht passieren wird, doch es gibt ein paar Tricks, mit denen man vielleicht vorbeugen kann, sodass die Wahrscheinlichkeit zumindest etwas reduziert wird.

Fallbeispiel 16
Regina und der Segelurlaub

Regina sitzt vor mir in der Sprechstunde. Begeistert erzählt sie mir vom geplanten Segelurlaub in wenigen Wochen. Trotzdem merke ich, dass sie sich nur mit etwas Zurückhaltung darüber freuen kann. Ich spreche sie darauf an. Da erzählt sie mir, dass sie bislang das große Problem gehabt habe, dass sie in den ersten Tagen eines Urlaubs praktisch immer migränebedingt flachgelegen habe. Mit dem Eintreffen am Urlaubsort habe bei ihr eigentlich immer eine Migräne-Attacke begonnen und sie habe mehrere Tage gebraucht, um sich davon zu erholen. Das habe ihr bislang fast jeden Urlaub verdorben und sie befürchte, dass das jetzt wieder passieren könnte. Ich kann ihre Beunruhigung dahingehend sehr gut verstehen.

Das Migräne-Gehirn mag einen schnellen Wechsel zwischen Anspannung und Entspannung überhaupt nicht. Schnelle Wechsel führen nicht selten zu Migräne-Attacken. Häufig ist ein Urlaub ein großer Wechsel, in dem man plötzlich aus dem Nichts die Vollbremsung des Alltags durchführt. Gerade vor dem Urlaub ist es vielleicht im Büro noch mal besonders stressig gewesen und man ist dann aus dem vollkommenen Arbeitsstress direkt in den Flieger gestiegen. Vielleicht hat man sogar im Flugzeug noch die letzten E-Mails beantwortet. Dann kommt man am Urlaubsort an und fährt von jetzt auf gleich in den Urlaubsmodus herunter. Plötzlich schläft man aus, plötzlich macht man das Handy nicht mehr an. Auch wenn das auf den ersten Blick sehr positiv klingt, kann das für das Migräne-Gehirn eine Überforderung darstellen.

Deshalb bietet es sich an, etwas langsamer in den Urlaub zu starten, zum Beispiel nicht direkt am ersten Urlaubstag wegzufliegen, sondern sich zu Hause schon mal etwas in den Urlaubsmodus zu bringen. Wenn das nicht möglich ist, hilft es, am Urlaubsort noch etwas im normalen Lebensrhythmus des Alltags zu bleiben und vielleicht nicht bis 12:00 Uhr auszuschlafen und im Bett liegen zu bleiben. Man kann sich dann peu à peu an das richtige Urlaubsfeeling herantasten.

Eine ähnliche Beobachtung machen viele am Wochenende. Eine ehemalige Sprechstundenhilfe von mir lag praktisch jedes Wochenende mit einer Migräne flach. Nachdem sie aufhörte, am Wochenende auszuschlafen, hatte sie plötzlich an ihren freien Tagen keine Migräne mehr. Ein deutlicher Gewinn an Lebensqualität, einfach durch zwei Stunden früher aufstehen.

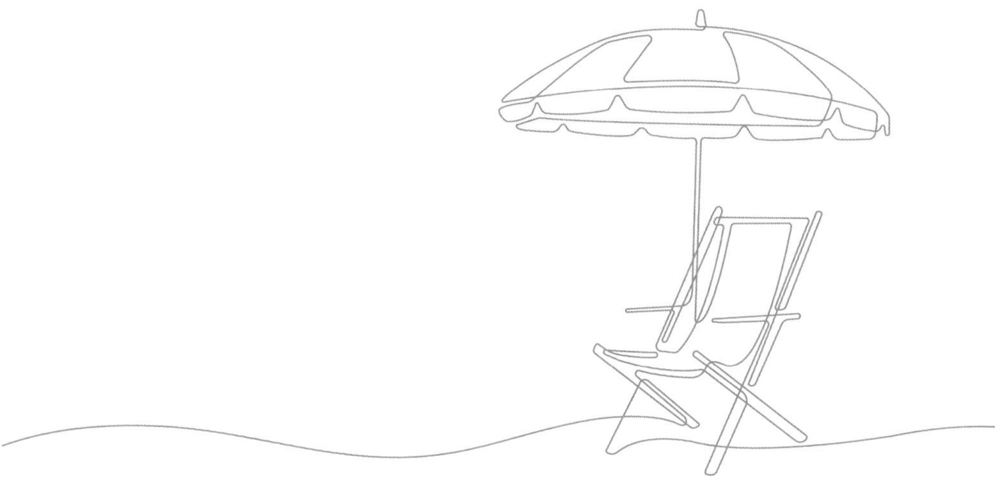

Info

MEDIKAMENTENEINNAHME BEI ZEITVERSCHIEBUNG

Oft gibt es in der Sprechstunde praktische Nachfragen, zum Beispiel zur Medikation während einer Reise. Eine Patientin fragte mich kürzlich, wie sie die Einnahme von Topiramat, das sie einmal abends mit 50 mg einnimmt, handhaben soll, da sie nach New York reist und dort eine Zeitverschiebung von sechs Stunden herrscht.

»Im Internet steht, dass man auf gar keinen Fall die Einnahmezeit bei Topiramat verschieben darf. Jetzt weiß ich gar nicht, wie ich das genau machen soll.«

Häufig sind Informationen im Internet nur dann richtig zu verstehen, wenn man einen medizinischen Hintergrund hat. Die Empfehlung, Topiramat immer zur gleichen Uhrzeit einzunehmen, stammt nämlich nicht aus der Migräne-Therapie, sondern aus der Therapie von Epilepsie. Dort ist es unglaublich wichtig, die Einnahmezeit nicht zu verschieben, da das epileptische Anfälle auslösen könnte. Die Effekte von Topiramat bei Migräne sind viel langfristiger. Bei einer längeren Einnahme der Medikation macht es überhaupt nichts, wenn man die Einnahme um einige Stunden verschiebt. Bei einer Auslandsreise kann man sich also überlegen, ob man einfach die Uhrzeit gleich lässt oder ob man sie verschiebt und nach der Rückkehr wieder den üblichen Rhythmus aufnimmt. Die Effekte ändern sich nicht, wenn man die Medikation für einige Tage oder Wochen zu einem anderen Zeitpunkt einnimmt. Gleiches gilt für Betablocker oder Amitriptylin. Bei Amitriptylin ist es allerdings wichtig, dass es abends eingenommen werden sollte, weil es sehr müde macht.

Wie sieht es eigentlich mit dem Zusammenspiel von Kaffee und Migräne aus? Trigger oder kein Trigger?

Fallbeispiel 17
Eva und der Kaffeeverzicht

Das ist eine gar nicht so einfache Kombination. Eva, eine 25-jährige Studentin mit Migräne seit dem 17. Lebensjahr, erzählt mir, dass sie gar keinen Kaffee mehr trinkt. »Eine Freundin von mir hat gesagt, dass Kaffee die Migräne verschlechtert. Und auch wenn ich total gern Latte macchiato trinke, habe ich beschlossen, auf Kaffee fast zu verzichten, wenn das meiner Migräne helfen könnte. Aber ich vermisse Kaffee schon sehr. Stimmt das denn überhaupt mit dem Kaffee und der Migräne?«

»So klar ist das auf jeden Fall nicht«, sage ich. »Und es gibt keinen Grund, generell auf Kaffee zu verzichten. Wie so oft ist die Menge das Gift und nicht jeder Kaffee grundsätzlich gefährlich. Bis zu vier Tassen Kaffee pro Tag sollten unbedenklich sein. Kaffee kann sogar gut sein, denn Koffein hat nämlich auch eine schmerzstillende Wirkung. Viele kennen das: Ein starker Kaffee kann mitunter eine Migräne-Attacke zu Beginn noch durchbrechen. Es gibt Schmerzmittel-Mischpräparate, die Koffein und normale Schmerzmittel wie Aspirin und Paracetamol enthalten. Ein typisches Beispiel hierfür ist Thomapyrin. Allerdings muss man mit diesen koffeinhaltigen Schmerzmitteln – und da sieht man das Problem mit dem Koffein – etwas vorsichtig sein, weil sie schneller als die Einzelsubstanzen, also als Aspirin oder Paracetamol allein, Medikamentenübergebrauchskopfschmerz auslösen können. Problematisch ist es vor allem, wenn die Menge des getrunkenen Kaffees stark schwankt. Viele kennen das: Im Büro wird viel Kaffee getrunken, am Wochenende plötzlich deutlich weniger und vielleicht auch später am Tag. Das kann zu einem richtigen Entzugskopfschmerz führen. Bei Kleinmengen spielt das überhaupt keine Rolle, in größeren Mengen ist es eben problematisch.«

Eva seufzt: »Dann habe ich mich wirklich die vergangenen drei Monate umsonst gequält?«, fragt sie mich. »Da werde ich mich bei meiner Freundin aber noch mal beschweren«, fügt sie lachend hinzu.

»Ja, es wäre wahrscheinlich nicht nötig gewesen, auf den Kaffee zu verzichten. Aber sehen Sie es positiv: Sie haben es früh genug erkannt und haben jetzt noch Jahre mit einem entspannten Kaffeekonsum vor sich«, sage ich lächelnd.

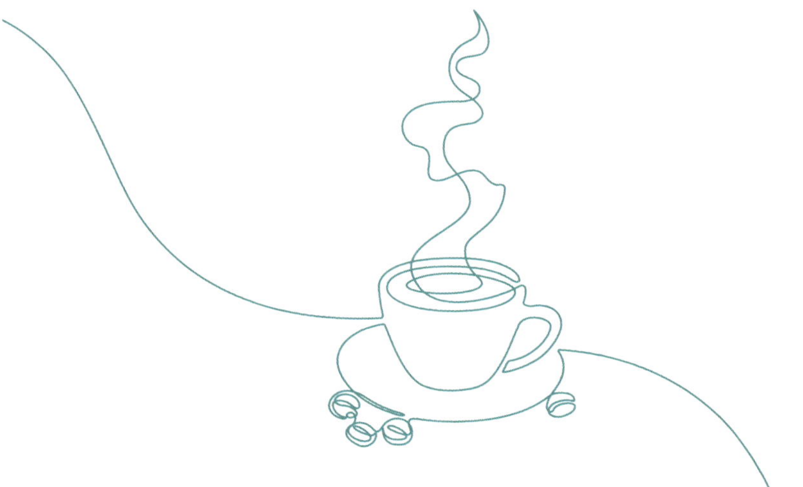

Es gibt aber auch durchaus ungewöhnliche Trigger, an die man auf den ersten Blick gar nicht denkt. So kann zum Beispiel ein Lagerungsschwindel Migräne triggern.

Fallbeispiel 18

Dragan und der Schwindel-Trigger

Dragan, ein 52-jähriger ehemaliger Dachdecker, reicht mir einen ganzen Stapel Arztbriefe über den Schreibtisch. »Ich habe wirklich alles versucht bezüglich meines Schwindels, aber bislang konnte mir niemand weiterhelfen«, sagt er.

Ich blättere die Akten durch. Es ist wirklich schon sehr viel gemacht worden. Dragan hat eine MRT vom Gehirn und von der Halswirbelsäule erhalten, er war beim Kardiologen und es wurde nach Herzrhythmusstörungen gesucht. Er war beim Augenarzt, beim Neurologen und mehrfach beim Hausarzt, immer ohne relevanten Befund.

»Wann genau ist es denn losgegangen?«, frage ich ihn.

»Vor etwa sechs Jahren«, sagt er. »Damals hatte ich vor allem Schwindel, wenn ich in eine bestimmte Richtung geschaut habe. Es war schrecklich. Sobald ich auch nur ein bisschen den Kopf bewegt habe, fing sich alles stark an zu drehen. Ich habe riesige Angst bekommen und mich kaum noch aus dem Haus getraut. Damals bin ich notfallmäßig ins Krankenhaus gekommen und habe dort unterschiedliche Medikamente erhalten, aber im Prinzip hat sich nichts geändert. Mittlerweile hat sich das Ganze etwas verändert. Ich habe immer noch manchmal, wenn ich den Kopf zur Seite drehe, einen kurzen Drehschwindel, der aber nach wenigen Sekunden wieder weg ist. Jetzt habe ich aber vor allem ein Betrunkenheitsgefühl. Das kann ein paar Minuten, aber auch ein paar

Stunden oder Tage anhalten. Dann habe ich das Gefühl, nicht mehr gerade gehen zu können, fühle mich generell schlecht und habe Konzentrationsstörungen.«

»Sind denn zusätzlich Probleme mit den Ohren dabei?«, frage ich weiter. »Ein Hörsturz, eine Hörminderung oder ein Tinnitus?«

Er schüttelt den Kopf. »Die Ohren sind total in Ordnung. Mir ist nur manchmal das Licht zu hell oder es ist einfach zu laut – und diesen Lärm vertrage ich nicht mehr gut.«

Bevor er ins Sprechzimmer gekommen ist, haben wir bei Dragan eine Videographie gemacht, also eine Messung der peripheren Gleichgewichtsorgane. Wie gut das Gleichgewichtssystem funktioniert, kann man anhand dieser Untersuchung relativ schnell beurteilen. Dabei wird heißes und kaltes Wasser in die Gehörgänge gespritzt. Je besser das System funktioniert, desto schlechter geht es den Patienten danach.

»Wie haben Sie denn diese Untersuchung vertragen?«, frage ich ihn.

»Es war furchtbar«, sagt Dragan. »Kaum auszuhalten. Noch mal werde ich das auf keinen Fall machen.«

»Wie sieht es denn bei Ihnen mit Kopfschmerzen aus?«, fahre ich fort.

»Ja, von Zeit zu Zeit kenne ich Kopfschmerzen«, sagt er. »Aber aktuell ist das nicht so relevant. Vor ein paar Monaten hatte ich mal eine Phase mit sehr schlimmen Kopfschmerzen, da bin ich sogar nachts ins Krankenhaus gefahren, weil es so schlimm geworden ist. Der Kopfschmerz sitzt dann immer auf der rechten Seite und ich kann ihn kaum aushalten.«

Ich untersuche Dragan und finde keine Auffälligkeiten im Befund. Das, was er berichtet, klingt am Anfang ein wenig nach peripherem paroxysmalem Lagerungsschwindel, also gutartigem Lagerungsschwindel. Dabei verliert sich ein Steinchen in einem Bogengang des Innenohrs und immer, wenn man sich in einer bestimmten Weise bewegt, kommt das Steinchen in Bewegung und löst Schwindel aus. An sich ist das eine sehr gutartige Erkrankung und mittels Physiotherapie ist dieser Schwindel schnell zu heilen. Man muss einfach dafür sorgen, dass das Steinchen wieder aus dem Bogengang herausrutscht. Was aber häufiger passiert, ist, dass ein solcher Lagerungsschwindel in der Folge eine vestibuläre Migräne triggert. Der Schwindel ist nicht dafür verantwortlich, dass die Migräne entsteht. Mit der Veranlagung kommt man auf die Welt, aber das Gleichgewichtssystem entwickelt dann leichter eine solche Schwindelmigräne.

Das ist bei Dragan passiert. Aktuell leidet er mehrfach pro Woche an einer vestibulären Migräne mit typischem Betrunkenheitsgefühl. Sicherlich hat sich zusätzlich schon eine Angstkomponente entwickelt, die die Symptome verstärkt: Wenn man die ganze Zeit darüber nachdenkt, ob gerade ein Schwindel da ist oder nicht, kann man sich kaum davon distanzieren.

Dragan hat im Verlauf der Erkrankung seine Arbeit als Dachdecker aufgeben müssen, weil man mit Schwindel natürlich nicht in großer Höhe auf dem Dach arbeiten kann. Das ist wirklich tragisch, denn hätte man die Diagnose schneller gestellt, wäre möglicherweise eine deutliche Besserung der Beschwerden zu erreichen gewesen.

5

BEGLEITERKRANKUNGEN

Wenn Migräne nicht allein kommt

Migräne ist selten eine Einzelgängerin. Viele Betroffene leiden gleichzeitig an anderen körperlichen oder psychischen Erkrankungen. Man spricht dann von Komorbiditäten, also Begleiterkrankungen, die häufiger gemeinsam auftreten, als es der Zufall erwarten ließe.

Dazu gehören Depressionen, Angststörungen, Schlafstörungen, Reizdarmsyndrom, chronische Rückenschmerzen und Fibromyalgie, aber auch bestimmte Herz-Kreislauf-Erkrankungen. Die Gründe für diese Verknüpfungen sind komplex und nicht immer vollständig geklärt. Vermutet werden gemeinsame genetische Faktoren und neurobiologische Überschneidungen, aber auch psychosoziale Belastungen durch die Migräne selbst.

Diese Begleiterkrankungen sind mehr als nur Nebenschauplätze – sie beeinflussen den Verlauf der Migräne und ihre Behandlung maßgeblich. Wer beispielsweise unter Depressionen leidet, empfindet Schmerz intensiver, greift häufiger zu Medikamenten und entwickelt leichter chronische Schmerzformen. Auch umgekehrt kann eine nicht behandelbare Migräne die Lebensfreude und Belastbarkeit so stark einschränken, dass psychische Erkrankungen folgen.

Deshalb ist ein ganzheitlicher Blick wichtig: Migräne sollte nicht isoliert behandelt werden.

Fallbeispiel 19
Judith und die Beziehungsmigräne

Judith hatte vor einigen Jahren eine sehr unschöne Trennung von ihrem damaligen Partner erlebt, der sie von jetzt auf gleich mit ihren Kindern vor die Tür gesetzt hatte, obwohl es im Vorfeld eigentlich nicht zu einem richtigen Konflikt gekommen war. Nach dieser Trennung war Judith am Boden zerstört und wusste eine Zeit lang nicht mehr, wie es weitergehen sollte. Bei ihrer Vorstellung erzählte sie mir, dass sie dann in eine neue Beziehung geflüchtet ist, obwohl sie damit kein gutes Gefühl hatte. Der neue Partner hatte ihr seine Liebe gestanden und sie dann so bedrängt, dass sie sich darauf einließ, obwohl von ihrer Seite gar keine Gefühle im Spiel waren. Nun hängt sie in diesem Zwischenzustand: weder richtig raus noch richtig drin, ständig mit einem schlechten Gewissen und trotzdem dem Gefühl, dem neuen Partner dankbar sein zu müssen, weil er sie in dieser schwierigen Zeit aufgefangen hat. Gleichzeitig war es zu einer vollkommenen Explosion ihrer Migräne gekommen. »Ich stehe jeden Tag mit Kopfschmerzen auf und gehe mit Kopfschmerzen ins Bett. Es ist überhaupt nicht mehr auszuhalten. Ständig ist mir übel, helles Licht ertrage ich gar nicht mehr.«

Es ist vollkommen klar, dass man eine solche Situation nur bedingt medikamentös auffangen kann. Migräne ist keine psychische Erkrankung, aber natürlich verschlechtert sie sich, wenn es einem gerade nicht gut geht. Es ist also total normal, dass das Migräne-Gehirn aus der Bahn gerät, wenn man sich innerlich komplett zerrissen fühlt und unter ständigem Druck steht. Das Migräne-Gehirn fühlt sich in einer harmonischen Mitte mit möglichst wenig Extremen am wohlsten. Das heißt natürlich nicht, dass eine Migräne-Therapie überhaupt nicht sinnvoll ist, solange emotionale Belastungen da sind. Trotzdem ist es wichtig, auch diesen Aspekt der Erkrankung zu adressieren.

Häufig fällt es Betroffenen gar nicht auf, wie angespannt sie sind und unter welchem Druck sie stehen. Das können Probleme in der Beziehung sein, aber natürlich auch andere Belastungen im Job, mit den Kindern oder mit Freunden. Das zu erkennen und auch anzuerkennen, dass das Migräne-Gehirn hierauf empfindlich reagiert – und auch zu Recht –, hilft häufig schon, damit sich die Situation wieder stabilisiert.

Letztlich liegt es im Ermessen des Betroffenen, ob oder was er konkret an seiner Situation verbessern kann oder möchte. Eine Patientin berichtete mir, dass ihr in der Reha empfohlen worden sei, sich von ihrem Partner zu trennen, da er angeblich für ihre Migräne verantwortlich sei. Eine solche Empfehlung halte ich – selbst wenn man sich in einer schwierigen Beziehung befindet – für äußerst übergriffig. Zumal die Patientin selbst überzeugt war, dass ihre Beziehung gut sei und sie sich darin sehr wohlfühle.

Als Ärztin oder Arzt sollte man deshalb immer sorgfältig prüfen, ob man die Situation der Betroffenen wirklich in ihrer ganzen Tiefe erfasst, bevor man derart weitreichende Ratschläge gibt. Natürlich kann eine belastende Beziehung Einfluss auf die Migräne haben. Doch ebenso gibt es Fälle, in denen Migräne trotz eines stabilen, unterstützenden Umfelds schwer zu therapieren bleibt. Deswegen ist es essenziell, nicht vorschnell Schlüsse zu ziehen und individuelle Faktoren stets einzubeziehen.

GYNÄKOLOGISCHE KOMORBIDITÄTEN

Es gibt einige häufige gynäkologische Erkrankungen, bei denen vermehrt Migräne auftritt. Zu diesen Erkrankungen gehören die Endometriose, die Adenomyose und das polyzystische Ovarsyndrom. Bei der Endometriose kommt es zu meist schmerzhaften Wucherungen von Gebärmutterschleimhautgewebe, das außerhalb der Gebärmutterhöhle in benachbarte Organe und Gewebe wächst. Oft dauert es Jahre oder Jahrzehnte, bis die richtige Diagnose gestellt wird. Bei der Adenomyose handelt es sich um eine sehr ähnliche Erkrankung, bei der Gewebe aus Drüsen der Gebärmutterschleimhaut in das Muskelgewebe der Gebärmutter einwächst. Diese Erkrankung führt zu starken Schmerzen und wird oft ebenfalls lange nicht diagnostiziert.

Das polyzystische Ovarsyndrom zählt zu den häufigsten Stoffwechselstörungen bei Frauen in Europa. Etwa 12 bis 15 Prozent aller Frauen im gebärfähigen Alter leiden darunter. Dabei kommt es zur Reifung von vielen Zysten an den Eierstöcken.

Alle diese Erkrankungen haben gemeinsam, dass sie zu Störungen der Hormonbalance führen können und das ist für Migräne immer ungünstig. Das gilt für Geschlechtshormone, aber genauso für Schilddrüsenhormone. Viele Patientinnen mit diesen Erkrankungen leiden nicht nur unter episodischer Migräne, sondern haben sogar chronische Migräne. In Zeiten, in denen die gynäkologische Grunderkrankung aus dem Ruder läuft, geht es den Patientinnen häufig auch bezüglich der Migräne nicht gut. Bei der Therapie muss man deshalb immer beachten, dass man beide Erkrankungen gleichermaßen behandelt. Nur dann hat man eine Chance, dass sich beides bessert. Hier ist eine enge Zusammenarbeit mit den Gynäkologen und Gynäkologinnen extrem wichtig, da für diese Erkrankungen häufig eine hormonelle Therapie notwendig ist. Dabei muss immer berücksichtigt werden, inwieweit diese auch für die Migräne eine gute Therapie-Option darstellt.

WECHSELWIRKUNGEN MIT ADHS

Immer häufiger wird in der Sprechstunde nach einem Zusammenhang zwischen ADHS, also dem Aufmerksamkeitsdefizit-Hyperaktivitätsstörung-Syndrom, und Migräne gefragt. Typischerweise besteht ADHS aus einer Kombination von Schwierigkeiten mit Aufmerksamkeit, Hyperaktivität und Impulsivität. Überschneidungen mit der Migräne finden sich dabei vor allem im Bereich der Aufmerksamkeit, nämlich in der Verarbeitung äußerer Reize. Bei beiden Erkrankungen scheinen eine Reizüberflutung und der Umgang mit diesen Reizen problematisch zu sein, wobei sich das in unterschiedlichen Symptomen zeigt.

Auch wenn eine solche Verbindung zwischen ADHS und Migräne noch nicht vollkommen erforscht ist, gibt es Anhaltspunkte, dass diese durchaus existieren könnte, besonders über gemeinsame pathophysiologische Mechanismen. So leiden Kinder mit ADHS zweimal so häufig unter Kopfschmerzen verglichen mit Kindern ohne ADHS. Insbesondere das Risiko, unter Migräne zu leiden, scheint erhöht zu sein, und die Frequenz der Migräne ist direkt mit einem erhöhten Risiko für ADHS verbunden. Im Erwachsenenalter scheint es ähnlich auszusehen. In einer Studie konnte gezeigt werden, dass ADHS-Patienten zu einem Drittel auch unter Migräne leiden.

Doch wie genau könnte ein solcher Zusammenhang aussehen? Menschen mit ADHS haben häufiger Probleme mit dem Zeitmanagement und damit auch mit einem regelmäßigen Tagesrhythmus. Ein Faktor, der sich in der Regel negativ auf die Migräne auswirkt, besonders wenn kein regelmäßiger Schlafrhythmus eingehalten werden kann. Das könnte zu einer massiven Verschlechterung der Migräne führen. Außerdem neigen besonders Kinder mit ADHS häufiger zu leichten Kopfverletzungen im Alltag, die dann wiederum zu einer Zunahme der Migräne führen können. Erschwerend kommt hinzu, dass die gegen ADHS eingenommenen Medikamente häufiger zu Appetitverlust und Schlafproblemen führen, was wiederum Migräne-Kopfschmerzen auslösen kann.

FIBROMYALGIE UND MIGRÄNE

Viele Menschen, die unter Migräne leiden, kennen nicht nur die typischen pulsierenden Kopfschmerzen, sondern auch andere Beschwerden: verspannte Muskeln, Schmerzen im ganzen Körper, anhaltende Müdigkeit oder das Gefühl, nicht richtig klar denken zu können. Wenn solche Symptome häufiger auftreten, steckt manchmal mehr dahinter – zum Beispiel eine sogenannte Fibromyalgie.

Die Fibromyalgie ist ein chronisches Schmerzsyndrom, das sich durch weit verbreitete Muskel- und Weichteilschmerzen bemerkbar macht. Viele Betroffene berichten, dass sie an bestimmten Körperstellen, den sogenannten Tender Points, besonders empfindlich auf Druck reagieren. Hinzu kommen häufig Erschöpfung, Schlafstörungen und Konzentrationsschwierigkeiten, die unter dem Begriff »Fibro Fog« bekannt sind. Manche Betroffene beschreiben das Gefühl, als wäre der Kopf wie in Watte gepackt – ähnlich wie viele Menschen mit Migräne den sogenannten Brain Fog erleben. Auch depressive Verstimmungen oder Angststörungen sind bei Fibromyalgie keine Seltenheit, was die Erkrankung zusätzlich belastend macht.

Interessanterweise treten Migräne und Fibromyalgie häufig gemeinsam auf. Menschen, die an Migräne leiden, haben ein deutlich höheres Risiko, zusätzlich an Fibromyalgie zu erkranken. Umgekehrt leiden Fibromyalgie-Betroffene häufiger unter Migräne. Beide Erkrankungen scheinen mit einer Überempfindlichkeit des Nervensystems zusammenzuhängen. Das Gehirn reagiert auf Reize, die normalerweise harmlos wären, mit einer übermäßigen Schmerzantwort. Fachleute sprechen in diesem Zusammenhang von einer gestörten Schmerzverarbeitung.

Bestimmte Botenstoffe im Gehirn, die Neurotransmitter, spielen dabei eine wichtige Rolle. Einer davon ist das bereits in der Migräne-Forschung gut untersuchte CGRP. Es scheint auch bei der Fibromyalgie beteiligt zu sein und könnte erklären, warum sich beide Erkrankungen in ihren Mechanismen und Symptomen ähneln.

Die Gemeinsamkeiten zeigen sich auch in der Behandlung. Medikamente wie Amitriptylin können bei beiden Erkrankungen helfen, da sie die Schmerzverarbeitung im Gehirn beeinflussen und den Schlaf verbessern. Die CGRP-Antikörper, die ursprünglich zur Migräne-Prophylaxe entwickelt wurden, werden inzwischen bei Fibromyalgie untersucht. Erste Studienergebnisse deuten darauf hin, dass sie auch hier hilfreich sein könnten. Wenn Migräne und Fibromyalgie gleichzeitig auftreten, können sie sich gegenseitig verstärken. Die Schmerzen sind oft intensiver, die Erschöpfung ist ausgeprägter und das Wohlbefinden insgesamt stärker beeinträchtigt. Betroffene fühlen sich dadurch häufig in ihrem Alltag eingeschränkt und weniger belastbar. Deshalb ist es wichtig, dass Ärztinnen und Ärzte beide Erkrankungen erkennen und gezielt behandeln – nicht nur die Migräne, sondern auch die begleitenden Muskel- und Schlafbeschwerden sowie mögliche psychische Belastungen.

Migräne und Fibromyalgie sind zwei unterschiedliche Erkrankungen, die jedoch viele Gemeinsamkeiten haben – vor allem eine übermäßige Empfindlichkeit des Nervensystems gegenüber Reizen. Dieses Verständnis hilft, die Symptome besser einzuordnen und gezieltere Behandlungsmöglichkeiten zu finden. Mit der richtigen Therapie und einem guten Selbstmanagement können Betroffene lernen, mit beiden Erkrankungen besser umzugehen, und ihre Lebensqualität deutlich verbessern.

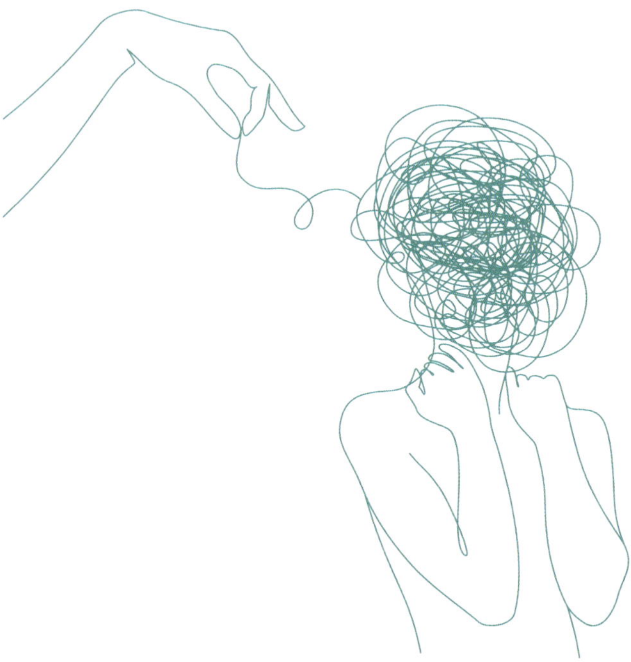

6

AKUTTHERAPIE

Was wirklich hilft (und was nicht)

Eine Migräne-Attacke bricht oft plötzlich und mit voller Wucht über einen herein. In diesen Momenten zählt nur eines: Linderung. Die Akuttherapie ist für die meisten Betroffenen der erste Zugang zur Behandlung – und oft über Jahre hinweg die wichtigste Säule im Umgang mit der Erkrankung.

Zur Verfügung stehen verschiedene Wirkstoffe von klassischen Schmerzmitteln wie Ibuprofen oder Naproxen bis zu spezifischen Migräne-Mitteln wie Triptanen oder den neueren Gepanten. Spezifisch bedeutet in diesem Zusammenhang, dass diese Medikamente bestimmte Mechanismen hemmen, die nur für die Migräne – nicht aber für andere Erkrankungen wie Rückenschmerzen – eine Rolle spielen. Deswegen wirken diese Medikamente auch nur bei Migräne und nicht wie herkömmliche Schmerzmittel bei einer Vielzahl von Schmerzauslösern.

Entscheidend ist dabei nicht nur die Auswahl des Medikaments, sondern auch der richtige Zeitpunkt der Einnahme. Viele Mittel wirken nur dann gut, wenn sie frühzeitig im Anfall eingesetzt werden – bevor Übelkeit oder Magenentleerungsstörungen (während einer Migräne-Attacke kann sich die Magenentleerung in den Dünndarm verlangsamen, was die Wirkung von oralen Medikamenten beeinträchtigt) die Aufnahme behindern.

Gleichzeitig lauert hier eine Gefahr: Wer zu häufig oder unkontrolliert zu Medikamenten greift, riskiert einen sogenannten Kopfschmerz bei Medikamentenübergebrauch. Dieser Übergebrauchskopfschmerz kann die Lebensqualität noch stärker einschränken als die Migräne selbst – und ist schwer zu behandeln.

Fallbeispiel 20

Jens und die Frage nach der richtigen Triptan-Einnahme

Jens, ein 40-jähriger Ingenieur, sitzt vor mir in der Sprechstunde. Oft erkennt man Menschen mit Migräne an der ausgesprochen guten Dokumentation. Die meisten, die sich vorstellen, haben einen Kopfschmerzkalender geführt, aber Jens hat es fast schon übertrieben. Er legt mir Dokumentationen über mehrere Monate vor, in denen farblich codiert sämtliche möglichen Auslöser aufgeführt sind: die Intensität der Kopfschmerzen, was er gegessen hat, wie lange er geschlafen hat. Die Grafiken sind regelrechte Kunstwerke und wären sogar sehr ästhetisch, wenn ich nicht wüsste, dass die ganzen roten Felder Tage mit stärksten Kopfschmerzen darstellen und die Schönheit der Dokumentation nur Ausdruck des Leidensdrucks von Jens ist.

»Ich weiß einfach gar nicht genau, wann ich das Triptan einnehmen soll, und das belastet mich sehr«, sagt er. »Wie genau muss der Kopfschmerz denn sein, damit es sinnvoll ist, das Triptan einzunehmen? Sie sagen immer, so früh wie möglich, aber was ist, wenn ich zu früh bin oder wenn es gar keine Migräne ist?«

Für jemanden, der nicht unter Migräne leidet, klingen diese Fragen ein bisschen verrückt. Für jeden, der Migräne kennt, sind es ganz normale und alltägliche Fragen, und er oder sie wird sie sehr gut nachvollziehen können. Menschen mit Migräne quält es sehr häufig, wann genau die Akutmedikation eingenommen werden muss.

»Die schlechte Nachricht zuerst«, sage ich ihm. »Ich kann Ihnen nicht genau sagen, wann der beste Zeitpunkt für Sie persönlich ist, die Schmerzmedikation einzunehmen. Es gibt keine einfache Punkteliste, die man abhaken muss, und wenn man einen Grenzwert erreicht, nimmt man die Akutmedikation ein und vorher nicht. Sie müssen selbst ein Körpergefühl entwickeln, wann für Sie persönlich der richtige Zeitpunkt ist. Das kann sehr früh, aber auch später sein. Das kann sein, wenn Sie Lichtempfindlichkeit verspüren, aber es kann auch erst sein, wenn Ihnen übel ist.

Die gute Nachricht ist aber: Sie können mit dem Triptan erst mal nichts falsch machen. Wenn es sich nicht um eine Migräne handeln sollte oder aus diesem Kopfschmerz vielleicht gar keine stärkere Migräne geworden wäre, dann passiert einfach nichts. Dann wirkt das Triptan einfach nicht, aber Sie werden sich damit keinen Schaden zufügen. Wenn Sie zu früh sein sollten, kann es passieren, dass die Migräne so lange anhält, dass ein Wiederkehrkopfschmerz auftritt und sich dann erneut starke Kopfschmerzen einstellen. Dann müssten Sie gegebenenfalls noch ein Triptan einnehmen.

Es ist unglaublich wichtig, die eigene Reaktion auf Triptan und andere Schmerzmittel kennenzulernen, um sie besser einschätzen zu können. Das kann Ihnen leider – oder Gott sei Dank – niemand abnehmen. Es wird keinen Arzt und keine Ärztin auf der Welt geben, der oder die Ihnen sagen kann: ›Jetzt genau ist der richtige Zeitpunkt.‹ Aber mit ein bisschen Training werden Sie das in ein paar Wochen oder Monaten selbst sagen können.«

Die Triptan-Einnahme ist für viele Betroffene immer noch mit vielen Ängsten verbunden. Als diese Präparate vor vielen Jahren auf den Markt kamen, gab es noch Unsicherheiten darüber, wie gefährlich sie sind. Man dachte zum Beispiel, dass von ihrer gefäßverengenden Wirkung größere Gefahren für die Patienten ausgehen. Heute weiß man: Triptane sind sehr sichere Medikamente.

Fallbeispiel 21
Martina und die Angst vor dem Schlaganfall

Martina betritt das Sprechzimmer mit resolutem Gang. Ich sehe sie heute zum ersten Mal und habe mir bereits ihre Akte angesehen. Sie leidet an Migräne und ihr Kopfschmerzkalender zeigt, dass sie etwa drei Tage im Monat betroffen ist – manchmal mit einer visuellen Aura, also Sehstörungen vor den eigentlichen Kopfschmerzen. Ihre Migräne scheint mit dem Triptan, das sie einnimmt, eigentlich gut kontrolliert zu sein. Doch irgendetwas scheint sie dennoch zu beschäftigen – sonst wäre sie wohl nicht hier.

»Nehmen Sie Platz und erzählen Sie, was Sie zu mir führt«, sage ich zu ihr.

Martina setzt sich und antwortet: »Eigentlich geht es mir mit der Migräne ganz gut.« Dann atmet sie tief durch. »Aber ich habe große Angst, dass ich mit den Triptanen einen Schlaganfall auslösen könnte. Mein Onkel ist an einem Schlaganfall gestorben und das war richtig schlimm. Ich habe kleine Kinder – ich kann mir einfach nicht vorstellen, dieses Risiko einzugehen. Aber wenn ich keine Triptane nehme, bin ich praktisch nicht lebensfähig.«

Der Mythos, dass Triptane Schlaganfälle auslösen, hält sich seit vielen Jahren. Er rührt daher, dass Triptane über den Serotoninrezeptor eine leichte Verengung der Blutgefäße bewirken können – besonders in den Arterien des Gehirns sowie in den blutzuführenden Gefäßen des Halses oder Herzens. Als Triptane vor über 20 Jahren auf den Markt kamen, wurde diese Wirkung zunächst als potenziell gefährlich eingestuft, weshalb Ärztinnen und Ärzte besonders sensibilisiert wurden.

Mittlerweile weiß man jedoch sehr gut, dass dieser gefäßverengende Effekt für die meisten Menschen keine Rolle spielt. Er wird erst dann problematisch, wenn bereits eine schwere Verengung der Blutgefäße besteht, etwa im Rahmen einer Angina pectoris oder einer hochgradigen Stenose der Arteria carotis interna – also der Arterie, die das Gehirn mit Blut versorgt.

Solche Gefäßverengungen treten jedoch nicht plötzlich auf, sondern entwickeln sich über Jahre hinweg, meistens bei älteren Menschen. Gerade bei eher jüngeren Migräne-Patientinnen und -Patienten spielen sie in der Regel keine Rolle, sofern keine anderen Vorerkrankungen bestehen. Zudem sind Gefäßverengungen fast immer an Risikofaktoren gebunden wie:

- Bluthochdruck
- Erhöhter Cholesterinspiegel
- Diabetes mellitus
- Übergewicht
- Bewegungsmangel

Ich schaue Martina an. »Sie sind doch ansonsten gesund, das habe ich Ihren Unterlagen entnommen.«

»Ja«, sagt sie. »Ich bin 40 Jahre alt und habe keine anderen Erkrankungen.«

»Dann können Sie Ihre Triptane unbesorgt einnehmen. Es gibt keinerlei Hinweise darauf, dass bei Ihnen ein erhöhtes Risiko für eine Durchblutungsstörung besteht.«

Martina wirkt immer noch ein wenig unsicher. Also sage ich: »Wissen Sie was? Wir schicken Sie zur Doppler- und Duplexuntersuchung der Halsgefäße. Dann können wir ganz sicher sein, dass Ihre Gefäße offen und gesund sind – und Sie sich überhaupt keine Sorgen machen müssen.«

»Danke«, sagt Martina erleichtert. »Das hilft mir sehr. Ich hatte schon darüber nachgedacht, gar keine Triptane mehr einzunehmen, aber das ist mit meinem Alltag einfach nicht vereinbar. Diese Frage, ob ich einen Schlaganfall riskiere oder meine Migräne unbehandelt ertragen muss, hat mich wirklich zerrissen. Jetzt geht es mir deutlich besser. Danke!«

Es ist bekannt, dass Medikamente schlechter wirken, wenn sie mit großen Ängsten eingenommen werden. Wer bei jeder Einnahme fürchtet, damit einen Schlaganfall auszulösen, erlebt einen Nocebo-Effekt. Das heißt, neben der eigentlichen Wirkung der Substanz gibt es psychologische Kräfte, die der Medikation entgegenwirken und ihre Wirksamkeit beeinträchtigen können.

Oft sind es falsch eingeschätzte Risiken, die zu diesen Ängsten führen. Deshalb ist es wichtig, solche Fragen offen zu besprechen. Wer die realen Risiken kennt, kann viel besser für sich abwägen, was er in Kauf nehmen möchte – und viele Ängste werden plötzlich so klein und irrelevant, dass man sich fragt, warum sie einen überhaupt so lange beschäftigt haben.

Fallbeispiel 22

Ruth und die Frage, wann man Schmerzmedikamente einnehmen soll

»Frau Doktor, Sie sagen immer, ich soll die Akutmedikamente so früh wie möglich nehmen. Aber bei meinen täglichen Kopfschmerzen müsste ich sie ja ständig einnehmen. Wie soll ich entscheiden, wann ich etwas nehmen soll? Ich bin völlig überfordert«, sagt Ruth mit einem vorwurfsvollen Blick. Sie leidet an chronischer Migräne mit täglichen Schmerzen und immer wieder schweren Anfällen, die sie tagelang ans Bett fesseln. Eine erste Prophylaxe haben wir bereits versucht – bislang ohne Erfolg.

»Ich verstehe Ihre Verzweiflung«, sage ich. »Die Empfehlung zur frühen Einnahme hilft natürlich nicht, wenn man fast immer Kopfschmerzen hat. Wir müssen vor allem erreichen, dass Sie weniger Kopfschmerzen haben. Dafür beginnen wir jetzt eine neue Prophylaxe und hoffen, dass sich in den nächsten Monaten etwas verbessert. Dann können Sie besser beurteilen, wann eine Akutmedikation nötig ist. Bis dahin werden wir wohl etwas herumprobieren müssen – eine verlässliche Regel gibt es in dieser Situation leider nicht.«

»Okay«, sagt Ruth. »Dann versuchen wir es mit der neuen Prophylaxe und ich teste, wann die Einnahme am sinnvollsten ist. Ich bin, ehrlich gesagt, erleichtert, dass Sie mir keine Vorwürfe machen.«

Das ist ein Problem, das ich häufig von Patienten zu hören bekomme. Das eigentliche Problem ist gar nicht, dass eine Sache nicht funktioniert, sondern dass die Patientinnen und Patienten aufgrund der negativen Rückmeldungen des Behandlers oder des Arztes extrem verunsichert sind. Ihnen wird die Schuld gegeben, warum ein Medikament nicht wirkt, und es wird ihnen vorgeworfen, dass sie den richtigen Zeitpunkt, wann eine Akutmedikation eingenommen werden sollte, nicht richtig abschätzen können. Das ist aber nicht der Fall.

Aus meiner Sicht ist es sehr wichtig, Menschen mit Migräne zu bestärken, mehr auf ihre eigene Intuition und ihre Erfahrungen zu vertrauen, um abschätzen zu können, mit welcher Medikation es zu welchem Zeitpunkt am besten funktioniert. Manchmal sind Patienten etwas enttäuscht, dass ich keine festen Regeln vorgeben kann und keinen Masterplan habe, aber das wäre einfach gelogen. Wir können immer nur Sachen ausprobieren und schauen, was individuell für jeden gut funktioniert.

Fallbeispiel 23
Sarah und die Frage nach Triptan-Nebenwirkungen

»Muss ich mich damit abfinden, dass Triptane bei mir immer dazu führen, dass ich mich hinlegen muss?«, höre ich von Sarah, einer Medizinstudentin. Wir treffen uns bei einem Vortrag über Kopfschmerzen und sie hat mich in der Pause angesprochen. »Mache ich dann etwas falsch?«, fragt sie. »Bei allen anderen scheint es so zu sein, dass sie ihr Triptan einnehmen und einfach weiterarbeiten können. Das geht bei mir keinesfalls. Selbst wenn sie helfen, muss ich mindestens eine Stunde schlafen, um wieder einsatzfähig zu sein.«

»An Arbeiten ist so natürlich nicht zu denken«, sage ich. »Migräne ist im Prinzip auch ein Warnsignal, dass eine Überlastung stattgefunden hat. Es ist also vollkommen normal, dass man nicht einfach nur eine Tablette einnimmt und dann sofort wieder zu 100 Prozent funktioniert. Normalerweise rate ich Betroffenen immer, nach der Medikamenteneinnahme eine Pause zu machen, damit die Medikation überhaupt richtig gut wirken kann. Nur den wenigsten gelingt es, nach der Pause sofort wieder voll einsatzfähig zu sein. Trotzdem lohnt es sich, verschiedene Triptane auszuprobieren. Bei einigen Patienten führt die Einnahme zu so starker Müdigkeit, dass gar nicht die Migräne, sondern möglicherweise das Triptan müde macht. Dieser Effekt bezieht sich häufig nur auf ein bestimmtes Präparat, gar nicht auf alle Triptane.«

»Da bin ich jetzt aber erleichtert«, sagt Sarah. »Ich hatte schon gedacht, dass ich irgendetwas falsch mache. Aber dann werde ich einfach noch mal ein anderes Triptan ausprobieren.«

Bei Migräne gibt es ein interessantes Phänomen, nämlich dass sie nicht mit Kopfschmerzen beginnt, sondern dass es eine sogenannte Vorläuferphase gibt. In dieser Vorläuferphase treten bereits Symptome auf und weisen darauf hin, dass die Migräne-Attacke gestartet ist. Typische Symptome sind zum Beispiel Gähnen, Lichtempfindlichkeit oder auch Nackenschmerzen. Diese Phase kann bis zu 48 Stunden vorher beginnen. Typisch sind auch Symptome wie eine große Traurigkeit, die sich wie eine Depression anfühlen kann, das Gefühl, ständig auf die Toilette zu müssen, oder starke Müdigkeit. Es ist sinnvoll, diese Symptome zu kennen, da man dann frühzeitig auf die Migräne einwirken kann.

Bislang ist nicht untersucht, ob übliche Schmerzmedikamente wie einfache Analgetika (zum Beispiel Paracetamol und Aspirin) oder auch die migränespezifischen Medikamente wie Triptane in dieser frühen Phase bereits wirken. Grundsätzlich schadet es sicherlich nicht, diese bereits in der Vorläuferphase auszuprobieren. Allerdings ergibt sich das Problem, dass man möglicherweise zu viele dieser Medikamente einnimmt und in einen Medikamentenübergebrauch gerät.

Eine neue Studie mit einem anderen Medikament, nämlich einem Gepant, macht aber durchaus Hoffnung. In dieser Studie wurde das Gepant, ein Gegenspieler am CGRP-Rezeptor, bereits in der Vorläuferphase eingenommen und konnte den Ausbruch der Migräne-Kopfschmerzen verhindern. Aktuell ist dieses Medikament allerdings auf dem deutschen Markt noch nicht erhältlich und es bleibt abzuwarten, ob es in Deutschland zugelassen wird.

Allerdings ist hierzulande bereits Atogepant verfügbar, was zwar nur als Prophylaxe zugelassen ist, aber möglicherweise auch als Akutmedikation wirkt. Die entsprechenden Studien laufen gerade noch. Auch Rimegepant ist mittlerweile auf dem deutschen Markt erhältlich. Diese Substanz ist besonders interessant, weil sie sowohl als Akutmedikation als auch als Prophylaxe eingesetzt werden kann.

Der große Vorteil der Gepanten ist, dass sie keinen Kopfschmerz bei Medikamentenübergebrauch verursachen und auch ansonsten sehr gut vertragen werden, sodass eine Einnahme durchaus schon in der Vorläuferphase möglich wäre.

Aktuell würde ich in der Vorläuferphase auf die Einnahme von Akutmedikation verzichten und lieber versuchen, mit nichtmedikamentösen Maßnahmen positiv auf die Migräne-Attacke einzuwirken. Das könnte zunächst durch nichtmedikamentöse Maßnahmen wie Stressreduktion, Hinlegen, ausreichend Trinken und Essen versucht werden. Außer natürlich, es handelt sich um eine besondere Situation – zum Beispiel vor einer Prüfung oder auf der eigenen Hochzeit –, dann kann es durchaus eine Option sein, Triptan ausnahmsweise sehr früh einzunehmen.

Fallbeispiel 24
Lisa und die nicht wirkenden Triptane

Lisa sitzt mit verzweifeltem Gesichtsausdruck vor mir in der Sprechstunde. Sie ist zum ersten Mal bei uns. »Meine Hausärztin hat mir gesagt, dass es sowieso nichts bringt, mich hier vorzustellen, weil man mir nicht helfen kann«, sagt sie. »Aber mir geht es so schlecht, dass ich dachte, ich versuche es trotzdem.«

Ich persönlich finde es immer gut, sich eine zweite Meinung zu holen, wenn man mit der aktuellen Therapie oder Diagnose nicht zufrieden ist. Das gilt auch für meine Patienten. Ich begrüße es sehr, wenn Kollegen mit einer neuen Sicht oder neuen Ideen auf meine Patienten schauen, wenn ich nicht weiterkomme. Das ist für mich kein Anzweifeln der Kompetenz des betreuenden Arztes, sondern manchmal ist man einfach festgefahren oder sieht bei bestimmten Patienten gewisse Dinge einfach nicht, weil man sie vielleicht schon so lange betreut.

Ich bin gespannt auf Lisas Geschichte. Sie erzählt mir, dass sie bereits seit etwa 20 Jahren unter Kopfschmerzen leidet. »Bis vor fünf Jahren war das kein größeres Problem, weil ich einfach zwei- bis dreimal im Monat Kopfdruck hatte und vielleicht zweimal im Jahr Ibuprofen nehmen musste. Das hat meine Lebensqualität null beeinträchtigt«, sagt sie. »Aber jetzt sieht die Situation anders aus. Bereits seit einer gefühlten Ewigkeit habe ich acht- bis neunmal im Monat diesen Kopfdruck, teilweise erreicht er höchste Intensität. Oftmals muss ich mich sogar hinlegen.«

»Wie sieht es denn mit Licht- und Lärmempfindlichkeit aus?«, frage ich sie.

»Na ja, es ist schon besser, wenn es ruhig ist, aber ich ertrage es auch, wenn das Radio läuft oder der Fernseher an ist. Wenn es sein muss, kann ich sogar mit den Kindern raus auf den Spielplatz gehen. Aber natürlich ist es angenehmer, mich ins Bett zu legen.«

»Auf den ersten Blick sieht das sehr nach Migräne aus. Ich bin gespannt, welches Problem aufgetreten sein könnte, das einer Migräne-Diagnose im Weg steht«, erwidere ich.

»Meine Hausärztin war der Ansicht, es könnte sich um Spannungskopfschmerzen oder um Migräne handeln. Wir haben dann Sumatriptan ausprobiert. Ich habe die Tablette einmalig eingenommen und sie hat nicht gewirkt. Deshalb ist sich meine

Hausärztin sicher, dass es sich um Spannungskopfschmerzen handelt. Mittlerweile wirkt aber auch Ibuprofen nicht mehr. Ich habe zudem schon Novalgin und Paracetamol ausprobiert – auch das funktioniert nicht. Das ist wirklich sehr quälend, weil mein Alltag stark beeinträchtigt ist.«

»Ist denn sonst noch etwas ausprobiert worden?«, frage ich sie. »Ein anderes Triptan oder eine medikamentöse Migräne-Prophylaxe?«

Sie schaut mich fragend an. »Gibt es denn noch andere Möglichkeiten?«

Oft passiert es in der Praxis, dass der Triptan-Test genutzt wird, um zu entscheiden, ob es sich um Migräne handelt oder nicht. Das funktioniert allerdings nicht immer gut, denn es gibt Triptan-Non-Responder, also Menschen, die trotz Migräne nicht auf Triptane ansprechen. Noch viel häufiger gibt es Menschen, die das Triptan vielleicht nicht richtig eingenommen haben und deswegen keine Wirkung verspüren. Wenn man das Präparat nämlich zu spät einnimmt, also Stunden nach Beginn der Kopfschmerzen, oder in zu geringer Dosierung, wirkt es nicht gut. Das scheint hier aber nicht der Fall gewesen zu sein.

»Es kann sehr gut sein, dass Sie eine Migräne haben, aber eben nicht auf Triptane ansprechen. Ich verschreibe noch einmal ein Triptan und Sie können schauen, ob die Substanz nicht doch wirkt. Das, was Sie mir berichten, passt alles exzellent zu einer Migräne, deshalb schlage ich vor, dass wir gleichzeitig mit einer Prophylaxe beginnen. Wir können gern Amitriptylin ausprobieren; das wäre auch bei Spannungskopfschmerzen wirksam.«

Wenige Tage später schreibt mir die Patientin eine E-Mail: »Ich habe das Triptan-Nasenspray ausprobiert. Es funktioniert hervorragend. Zum ersten Mal bin ich in einer Schmerzattacke wirklich befreit vom Schmerz. Danke, danke, danke.«

Ein Schmerzmittel wie Triptan wirkt nie in 100 Prozent der Fälle. Selbst das beste und effektivste Schmerzmedikament wirkt nur bei etwa 80 Prozent der Patientinnen und Patienten. Deshalb sollte man ein solches Medikament unbedingt in drei unterschiedlichen Attacken ausprobieren, um festzustellen, ob es wirkt. Zudem kann man nach einem nicht erfolgreichen Triptan-Test nicht sagen, dass man auf Triptane gar nicht anspricht. Oft ist es so, dass man bei einem Triptan keine Wirkung spürt und beim nächsten Triptan plötzlich sehr gut anspricht.

Insgesamt gibt es sieben unterschiedliche Triptane. Sie unterscheiden sich bezüglich Stärke, Schnelligkeit des Wirkeintritts und Verträglichkeit, aber man muss individuell einfach ausprobieren, welches für einen das richtige ist. Die Referenzsubstanz ist Sumatriptan als Subkutanspritze. Dabei spritzt man das Triptan mit einer Spritze direkt unter die Haut. Das ist leicht zu handhaben, sodass es eigentlich jeder allein hinbekommen kann. Es ist ähnlich wie bei einer Insulinspritze: Man kann die Substanz in den Oberschenkel, den Bauch oder den Oberarm spritzen. Der Therapie-Effekt setzt häufig nach wenigen Minuten ein, weil Sumatriptan direkt ins Blut gelangt und dort wirksam ist. Um von einem Triptan-Non-Responder zu sprechen, muss man mindestens drei Triptane ausprobiert haben. Eines davon sollte – wenn möglich – eine Subkutanspritze sein.

Triptane, also Akutmedikamente für Migräne, sind in den meisten Fällen sehr gut verträglich. Nur selten kommt es zu unangenehmen Nebenwirkungen. Ich kläre meist sehr intensiv darüber auf, da es durchaus Angst machen kann, wenn man nicht weiß, woher diese Symptome kommen. Zu diesen unangenehmen Nebenwirkungen gehört vor allem ein Druckgefühl in der Brust nach Einnahme der Medikation. Es kann sich dann durchaus anfühlen, als hätte man einen Herzinfarkt. Natürlich bekommt man weiterhin sehr gut Luft, aber einige Betroffene entwickeln dann Angst bis hin zu einer Panikattacke, was ich sehr gut verstehen kann. Umfangreiche Untersuchungen haben gezeigt, dass dieses Engegefühl überhaupt nichts mit dem Herzen zu tun hat. Es kommt dadurch zustande, dass sich nach der Einnahme des Triptans die Bronchien ein wenig zusammenziehen können, was das Gefühl der Enge erzeugen kann. Das ist überhaupt nicht gefährlich und kann nicht zu einem Herzinfarkt oder Ähnlichem führen. Dennoch rate ich dazu, das Triptan zu wechseln, weil es trotzdem ein beklemmendes Gefühl ist, was nicht sein muss, und die Migräne-Attacke im Zweifel noch unangenehmer macht, als sie sowieso schon ist. Meistens geschieht das nur bei einem spezifischen Triptan und tritt nicht bei allen auf.

Eine weitere Nebenwirkung, die häufiger berichtet wird, sind Kribbelgefühle sowohl in den Händen als auch im Gesicht. Sie werden als unangenehm empfunden, sind aber ebenfalls nicht gefährlich oder schlimm. Viele Patienten berichten auch von Symptomen, die möglicherweise eher mit der Migräne selbst zusammenhängen, zum Beispiel Müdigkeit oder Übelkeit. Häufig werden diese Symptome der Migräne nach der Einnahme eines Triptans einfach stärker wahrgenommen, weil dann der Schmerz verschwunden ist und plötzlich diese Begleitsymptome in den Vordergrund treten. Auch hier kann es durchaus sinnvoll sein, einen Behandlungsversuch mit einem anderen Triptan zu unternehmen, um zu sehen, ob man dieses besser verträgt oder ob dieses vielleicht auch die weiteren Begleitsymptome besser behandelt.

Aber auch das Vertragen ist so eine Sache. Ich erlebe es in der Sprechstunde häufig, dass Patienten berichten, dass sie große Angst vor Triptanen haben. Wenn sie dann ein Triptan zum ersten Mal einnehmen, ist es gar nicht so untypisch, dass sie besonders viele Nebenwirkungen wie starke Übelkeit oder Müdigkeit haben. Diese Nebenwirkungen sind aber oft gar keine echten Nebenwirkungen, sondern darauf zurückzuführen, dass Patienten vor der Einnahme sehr nervös waren und die Erwartungshaltung bezüglich der Medikation relativ negativ war. Auch hier ist eine erneute Anwendung durchaus sinnvoll, wenn man festgestellt hat, dass man vor dem Präparat vielleicht viel weniger Angst haben muss, als man zunächst befürchtet hat.

TRIPTANE IM ALTER

Mich erreicht eine E-Mail einer Followerin bei Instagram. Ganz aufgeregt schreibt Heidrun mir, dass sie bei ihrer Neurologin gewesen sei. Diese habe ihr eröffnet, dass sie ihr ab 65 Jahren keine Triptane mehr verschreiben werde. »Aber ich bin doch jetzt 64 und ich habe immer noch zehn bis 15 Kopfschmerztage im Monat. Zumindest an ein paar von diesen benötige ich ganz dringend Triptane. Ich weiß gar nicht, wie mein Leben weitergehen soll, wenn ich diese Triptane nicht mehr bekomme.«

Immer wieder erlebe ich, dass sowohl bei Behandlern als auch bei Patientinnen der Glaube besteht, man dürfe Triptane ab dem 65. Lebensjahr nicht mehr einnehmen. Dabei ist das gar nicht verboten. Vielmehr ist es so, dass in den Zulassungsstudien wenig untersucht wurde, ob Triptane auch im höheren Lebensalter wirksam und sicher sind. Jetzt sind die Triptane allerdings schon seit Jahrzehnten auf dem Markt. Es gibt unendlich viele Real-World-Daten, also Daten aus der tatsächlichen Behandlungspraxis, die zeigen, dass man Triptane problemlos nach dem 65. Lebensjahr einsetzen kann.

Wenn man ein gesunder 65-Jähriger, 70- oder 80-Jähriger ist, ist es überhaupt kein Problem, Triptane im höheren Lebensalter einzunehmen. Die Medikamente selbst verursachen kein kardiovaskuläres Risiko. Auch Bluthochdruck ist kein absoluter Ausschlussgrund für die Einnahme von Triptanen. Allerdings sollte der Bluthochdruck gut medikamentös kontrolliert sein. Aus meiner Erfahrung beruhigt das bereits viele Patientinnen, die sonst nämlich befürchten, wirksame Medikamente nur aufgrund des Alters absetzen zu müssen.

REZEPTFREI FÜR DEN NOTFALL

»Ich wusste gar nicht, dass man Triptane auch ohne Rezept in der Apotheke kaufen kann«, sagt eine Freundin auf einer Geburtstagsparty zu mir. »Das ist ja total praktisch. Ich habe bislang immer bei meinen Ärzten um Rezepte betteln müssen, weil sie gesagt haben, dass das aufs

Budget geht und sie deswegen eigentlich gar keine Triptane verschreiben dürfen.«

Es ist ein häufiges Problem, dass Patienten die notwendigen Triptane nicht verschrieben bekommen. Oft werden Betroffene in die Position des Bittstellers gedrängt, sodass der Eindruck entsteht, man müsse um die Medikation betteln und sei auf das Wohlwollen des Arztes oder der Ärztin angewiesen, um diese Medikamente überhaupt zu bekommen. Das erhöht bei Betroffenen den Leidensdruck enorm, denn eine Migräne-Attacke ohne ein wirksames Präparat aushalten zu müssen, ist für viele eine ziemliche Horrorvorstellung.

Deshalb ist es zu begrüßen, dass es mittlerweile in kleinen Packungsgrößen freiverkäufliche Triptane wie Naratriptan, Almotriptan und Sumatriptan in der Apotheke gibt. Allerdings muss man bedenken, dass diese relativ teuer sind und selbst bezahlt werden müssen, wenn man sie sich nicht verschreiben lässt. Erhält man jedoch ein Rezept, übernimmt die Krankenkasse den Großteil der Kosten und man bezahlt lediglich eine kleine Zuzahlung, zumindest bei den meisten Präparaten.

»Aber für den Notfall ist das trotzdem ziemlich gut«, ergänzt meine Freundin. »Manchmal habe ich einfach kein Rezept im Haus, dann kann ich mir in der Notfallapotheke gegebenenfalls das notwendige Präparat einfach so kaufen. Das beruhigt mich echt sehr.«

Fallbeispiel 25
Ulrike und die Angst, dass Triptane Langzeitschäden auslösen können

Ulrike, eine Anfang 40-jährige erfolgreiche Buchautorin, sitzt vor mir. »Jeden Monat habe ich die gleiche Angst, nämlich, dass ich zu viele Schmerzmittel einnehme«, sagt sie mir. »Aktuell nehme ich an sechs bis acht Tagen im Monat Triptane. Ich zögere das immer wieder ganz lange hinaus, um möglichst keine Schmerzmedikamente nehmen zu müssen. Und am Ende nehme ich dann doch das Triptan. Ich habe so Angst um meine Nieren- und Leberwerte, aber der Schmerz wird so stark, dass es mir in dem Moment egal ist und ich irgendwie das schlechte Gewissen ausschalte. Wenn es besser ist, kommt das schlechte Gewissen wieder hoch und ich frage mich, wie das alles weitergehen soll.« Sie wirkt sehr aufgeregt und angespannt und ich sehe, wie schwer sie sich mit diesem Thema tut. Sie ist absolut nicht die Einzige, die sich wegen der Medikamenteneinnahme sorgt. Das ist wirklich ganz interessant, weil ich das selten bei anderen Schmerzerkrankungen erlebe, dass die Betroffenen so sehr mit sich selbst verhandeln, ob noch ein Medikament eingenommen werden kann oder nicht. Bei Rückenschmerzen wird oft eine Unmenge an Akutmedikation eingenommen, ohne dass einmal hinterfragt wird, ob die Menge in irgendeiner Weise problematisch sein könnte. Menschen mit Migräne sind da in vielen Fällen anders und diskutieren mit sich selbst und den behandelnden Ärzten über jede einzelne Medikation.

Die gute Nachricht zuerst: Triptane sind extrem sichere Präparate bezüglich der Nebenwirkungen und der Organschädigung. Normalerweise führt ihre Einnahme, auch in höheren Mengen, nicht zu einer Schädigung der Niere oder der Leber, da sie nicht über diese Organe abgebaut werden. Sie sind damit viel sicherer als zum Beispiel nichtsteroidale Antirheumatika wie Ibuprofen, Diclofenac oder Acetylsalicylsäure, die häufig viel leichtfertiger eingenommen werden. Bei diesen Medikamenten passiert es recht häufig, dass es zu einer Schädigung des Magens oder sogar im Verlauf zu einer Nierenschädigung kommt. Auch die Einnahme von Paracetamol ist nicht immer unproblematisch und kann zu einer Leberschädigung führen. Die Einnahme von sechs bis acht Triptanen im Monat dagegen halte ich für sicher und aus meiner Sicht ist nicht damit zu rechnen, dass das zu irgendwelchen Organschädigungen führt. Es ist ungeheuer wichtig, dass man ein gutes Gefühl bei der Einnahme von Akutmedikation hat. Die Medikamente wirken nicht so effektiv, wenn sie mit einem schlechten Gewissen eingenommen werden. Das wirkt auf den ersten Blick komisch, aber man kennt das aus anderen Lebensbereichen. Auch ein schlechtes Gewissen verdirbt einem die Laune an Sachen. So schmeckt Schokolade, die mit gutem Gewissen gegessen wird, noch einmal ein bisschen besser als die, die man sich nur mit schlechtem Gewissen gönnt.

Das alles erkläre ich Ulrike und führe weiter aus: »In einer perfekten Welt hätten Sie keine Kopfschmerzen und müssten gar keine Schmerzmedikamente einnehmen. Natürlich wäre das am besten für die Organe, den Gesamtorganismus, Ihre Lebensqualität und überhaupt. Aber wir leben nicht in einer perfekten Welt, sondern müssen mit den Bedingungen arbeiten, die uns vorgegeben sind. Die zweitbeste Welt ist die, in der Sie Ihre Schmerzen kontrollieren können – und wenn das mit sicheren Medikamenten geht, die Sie nicht schädigen, umso besser. Das ist bei Triptanen der Fall.«

Ulrike schaut mich nun doch viel entspannter an. »Ich werde das üben müssen, die Akutmedikation früher und mit einem besseren Gewissen einzunehmen«, sagt sie zu mir. »Das ist vollkommen normal und es ist auch vernünftig, dass Sie zurückhaltend mit der Einnahme von Medikamenten sind. Trotzdem ist das in einem solchen Fall die beste Lösung und es wird Sie sicherlich nicht davon abhalten, 103 Jahre alt zu werden«, sage ich.

SPORT UND MEDIKAMENTE

Die Frage zum Sport und zur Triptan-Einnahme bekomme ich relativ häufig zu hören. Oft sitzen Patientinnen und Patienten vor mir in der Sprechstunde und möchten eine klare Empfehlung, ob man nach der Einnahme eines Triptans direkt wieder Sport machen kann. Hier gibt es keine Antwort, die für alle gleichermaßen gilt. Was man wissen muss, ist, dass eine Migräne nicht damit endet, dass man den Kopfschmerz erfolgreich besiegt hat. Häufig gibt es noch eine Zeit nach den eigentlichen Kopfschmerzen, in der die Migräne weiterläuft, obwohl man eigentlich nichts mehr von ihr spürt. Wenn man dann direkt Sport macht, kann das dazu führen, dass man erneut Kopfschmerzen bekommt und die Migräne-Symptomatik wieder spürbar beginnt. Genauso gut kann es jedoch sein, dass mit der Gabe des Triptans die Migräne-Attacke vollständig durchbrochen ist. Dann ist es auf jeden Fall möglich, direkt Sport zu machen.

Wie genau soll man sich nun verhalten? Ehrlicherweise kann das keine Ärztin und kein Arzt für jemanden entscheiden. Letztlich muss es ausprobiert werden. Man muss in sich hineinhören, ob man sich schon in der Lage fühlt, wieder Sport zu machen. Wenn es für jemanden gut funktioniert, besteht auf jeden Fall kein Grund, auf Sport zu verzichten.

MIGRÄNE BEI ERKÄLTUNGSKRANKHEITEN

Ich finde die Kommunikation per E-Mail mit Patienten häufig sehr praktisch, da sie relativ schnellen Kontakt ermöglicht, ohne dass man einen Zeit-Slot in der eigentlichen Sprechstunde freiräumen muss. Natürlich stößt auch das an zeitliche Grenzen, weil irgendwann selbst dafür die Kapazitäten ausgehen.

Per E-Mail erreicht mich die Nachricht einer Patientin, die unter einem grippalen Infekt leidet. Es ist relativ typisch, dass Migräne-Attacken im Rahmen von Erkältungen gehäuft auftreten. Häufig wird der Schmerz als Teil des Infekts fehlgedeutet, bis im Verlauf der Erkältung klar wird, dass sich auf den Erkältungskopfschmerz eine Migräne-Attacke draufgesetzt hat. Man kann auch während eines grippalen Infekts bedenkenlos Triptan einnehmen. Und wenn es dann doch »nur« der Erkältungskopfschmerz war? Dann passiert nichts Schlimmes. In diesem Fall wirkt das Triptan einfach nicht.

DIE RICHTIGE MEDIKATION

Manchmal – und das ist häufiger als man denkt – wird man in der Sprechstunde oder auch auf Instagram mit Fragen konfrontiert, die wirklich gut sind, die ich mir selbst aber noch nie gestellt habe. Dazu gehört die Frage eines Medikamentenübergebrauchs bei vestibulärer Migräne. Eine Followerin auf Instagram schildert mir, dass sie gegen die Schwindelsymptome etwa zehn bis zwölf Tage im Monat Triptan und Ibuprofen einnimmt. »Das funktioniert sehr gut«, sagt sie mir. »Trotzdem habe ich einen Dauerschwindel, der mich durchaus stark beeinträchtigt. Kommt der von den vielen Medikamenten?«

Bei Migräne ist das Phänomen eines Medikamentenübergebrauchskopfschmerzes sehr gut bekannt. Nimmt man regelmäßig zu viele Kopfschmerzmedikamente ein, können diese selbst Kopfschmerzen verursachen. Ob das für den Schwindel ebenfalls gilt, weiß man bislang nicht.

Allerdings nehmen die meisten Patienten und Patientinnen mit vestibulärer Migräne gar keine Akutmedikation ein, sodass die Gefahr eines Übergebrauchs eher klein ist. Es wäre jedoch vorstellbar, dass sich bei jemandem, der aus anderen Gründen täglich oder beinahe täglich Akutmedikation einnimmt, nicht nur ein Kopfschmerz bei Medikamentenübergebrauch manifestieren kann, sondern auch eine persistierende, also anhaltende vestibuläre Migräne.

Aber wie gesagt, hierzu gibt es bislang noch keine Daten. Ich werde aber Augen in der Sprechstunde offen halten, um zu schauen, ob dieses Phänomen möglicherweise in der Praxis wirklich auftritt.

Fallbeispiel 26

Gregor und der Gegenschmerz

Ein unbehandelter Kopfschmerz kann durchaus ganz konkrete körperliche Schäden hinterlassen. Gregor, ein Ende 40-jähriger Mann, kommt als Zuweisung aus einem anderen Schmerzzentrum zu uns. Er leidet unter regelmäßigen Kopfschmerzen, aber zusätzlich unter orthopädisch bedingten Schmerzen, unter anderem starken Rücken- und Knieschmerzen. Schon lange geht er nicht mehr zur Arbeit, weil er sich hierzu gar nicht mehr in der Lage fühlt. Er nimmt fünf verschiedene Schmerzmedikamente ein, aber so richtig hat das bisher nicht funktioniert.

Bei der körperlichen Untersuchung fällt mir eine starke Rötung im Nackenbereich auf. Die Haut dort scheint vernarbt und sehr vergröbert. Diese Hautveränderungen reichen vom Nackenbereich bis zu beiden Schultern, es erinnert an eine Verbrennung. Die restliche Haut sieht dagegen vollkommen normal aus. »Was ist Ihnen hier passiert?«, frage ich ihn. Etwas zögernd antwortet er mir: »Wenn ich Kopfschmerzen bekomme, ist das Einzige, was wirklich hilft, mir eine Wärmflasche mit kochendem Wasser direkt auf den Nacken zu legen. Damit kann ich einen Gegenschmerz erzeugen, der den Kopfschmerz irgendwie erträglich macht. Ich kann das sonst gar nicht aushalten. Meine Frau hat schon gesagt, dass ich mir die Haut verbrenne, aber letztlich ist mir das egal. Ich habe keine Alternative.«

Das Konzept, einen Gegenschmerz zu erzeugen, ist gar nicht so selten bei Betroffenen und ist medizinisch durchaus sinnvoll, weil durch den zweiten Schmerz die Schmerzverarbeitung des ersten reduziert und dieser dadurch weniger wahrgenommen wird. Dieses Prinzip wird zum Beispiel bei speziellen Verfahren der Neurostimulation angewendet, wobei hier natürlich kein Schaden angerichtet wird wie bei dieser Nummer mit dem kochenden Wasser. Ich habe aber insbesondere Cluster-Patienten erlebt, die sich unter eine kochend heiße Dusche stellen oder ihren Kopf gegen die Wand schlagen, um den Schmerz zu ertragen. Unsere ärztliche Aufgabe ist es, solche Situationen durch den Beginn einer guten Akutmedikation zu verhindern. Für die meisten Patientinnen und Patienten gibt es diese Möglichkeit.

Früher, als es keine Akutmedikamente, insbesondere für den Cluster-Kopfschmerz, gab, kam es immer wieder zu Problemen, bei denen Patienten sich selbst verletzten, einfach nur um den Schmerz zu beenden. Gregor leidet unter einer relativ normalen Migräne. Triptane werden ihm den Schmerz bei der nächsten Attacke höchstwahrscheinlich so sehr nehmen, dass er die Anwendung mit der heißen Wärmflasche gar nicht mehr durchführen muss.

Oft gibt es große diagnostische Unsicherheiten, zwischen Migräne und Spannungskopfschmerzen zu unterscheiden (obwohl das eigentlich gar nicht so schwer ist). Und das führt dann dazu, dass es natürlich auch große Unsicherheiten bezüglich der Akuttherapie gibt.

Fallbeispiel 27
Kollegengespräch auf einem Kongress

Ich sitze beim Abendessen auf einem neurologischen Kongress neben einem Kollegen. »Ich finde es unglaublich schwierig, Spannungskopfschmerzen von Migräne zu unterscheiden«, sagt er. »Ich habe Ihren Vortrag heute Morgen gehört und möglicherweise sind doch viele, von denen ich dachte, dass sie Spannungskopfschmerzen haben, am Ende Migräne-Patienten.«

Ich lächle ihn an. »Das kann gut sein. Das passiert häufig, wenn ich Vorträge über dieses Thema halte. In Deutschland ist es immer so, dass wiederkehrende Kopfschmerzen eigentlich immer zuerst für Spannungskopfschmerzen gehalten werden. Ich bin mir gar nicht so sicher, warum das eigentlich der Fall ist. Aber vielleicht klingt der Spannungskopfschmerz einfach mehr nach Verspannung und Arbeit und damit kommt man besser zurecht als mit der Frauenkrankheit Migräne, die eher dem überspannten weiblichen Geschlecht zugeordnet wird.«

»Aber was mache ich, wenn ich mir unsicher bin? Kann ich einfach mal ein Triptan ausprobieren?« »Ja klar«, antworte ich. »Wenn keine Kontraindikationen gegen die Einnahme sprechen, also keine anderen Erkrankungen, die die Einnahme unmöglich machen, kann ja nichts passieren.«

»Schlimmstenfalls wird das Triptan nicht wirken und man hat als Nebenwirkung ein bisschen Müdigkeit«, überlegt er. »Darüber habe ich so noch nie richtig nachgedacht. Im Prinzip stimmt das ja. Es kann nichts Schlimmeres passieren, als dass die Medikation am Ende nicht wirkt. Es gibt ja gute Gründe, warum in Deutschland einige Triptane frei verkäuflich in der Apotheke zu bekommen sind. Auch die Risikobewertung der Gesundheitsbehörden sieht bezüglich Triptanen sehr entspannt aus.«

»In der Apotheke lässt sich nur ganz bedingt überprüfen, ob jemand wirklich Migräne hat, auch hier wird bereits in Kauf genommen, dass Menschen, die gar nicht unter Migräne leiden, zu einem Triptan greifen könnten. Aus meiner Sicht sehen die Behörden das vollkommen richtig. Aktuell ist die Situation ja genau andersrum: Viel zu wenig Menschen wissen, dass gegen ihre Kopfschmerzen ein Triptan wirksam sein könnte, und quälen sich weiter mit starken Schmerzen, die sie für Spannungskopfschmerzen halten.«

»Sie haben vollkommen recht«, sagt der Kollege. »Ich werde das mit den Triptanen einfach mal bei den Patienten ausprobieren, bei denen ich unsicher bin.«

Viele Menschen haben nach wie vor Bedenken, wenn es um die Einnahme von Triptanen geht. Stattdessen greifen sie lieber zu vertrauten Schmerzmitteln wie Ibuprofen oder Diclofenac. Diese Zurückhaltung ist verständlich, aber in den meisten Fällen unbegründet.

Als die Triptane vor mehr als 30 Jahren in Deutschland eingeführt wurden, war die Erfahrung mit dieser neuen Medikamentengruppe noch begrenzt. Deshalb wurde damals immer wieder auf mögliche Risiken hingewiesen. Inzwischen liegen jedoch jahrzehntelange praktische Erfahrungen und zahlreiche Studien vor, die zeigen, dass Triptane sehr sichere Medikamente sind, wenn sie korrekt eingesetzt werden.

Die Skepsis vieler Betroffener und auch mancher Behandler hängt vermutlich damit zusammen, dass andere Schmerzmittel wie Ibuprofen, Diclofenac und Paracetamol in der Bevölkerung bekannter sind. Sie werden als einfache Schmerzmittel eingeschätzt und ohne große Hemmschwelle eingenommen. Dabei wird häufig übersehen, dass Ibuprofen und Diclofenac ursprünglich für die Behandlung rheumatischer Erkrankungen entwickelt wurden und keineswegs frei von Risiken sind. Nebenwirkungen wie Magen-Darm-Blutungen, Herz-Kreislauf-Beschwerden und Nierenschäden können auftreten, werden aber im Alltag oft unterschätzt. Auch Paracetamol und Naproxen haben mögliche Nebenwirkungen, die vielen nicht bewusst sind.

Im Vergleich dazu sind Triptane bei Migräne sehr spezifisch wirksam und insgesamt gut verträglich. Die Sorgen, die sich noch aus den Anfangsjahren erhalten haben, sollten deshalb niemanden davon abhalten, eine wirksame und sichere Migräne-Therapie in Anspruch zu nehmen.

Fallbeispiel 28

Luca und die Magenprobleme nach der Einnahme von Akutmedikation

Luca sitzt vor mir in der Sprechstunde. Eigentlich scheint seine Migräne-Therapie ganz gut zu funktionieren. Unter einer Prophylaxe mit einem Betablocker ist die Kopfschmerzfrequenz von 15 Tagen im Monat auf sieben gesunken. Trotzdem scheint er immer noch geplagt zu sein. »Ich habe ehrlicherweise ein Problem mit der Akutmedikation«, sagt Luca. »Das Schöne ist, dass ich unter der Prophylaxe mit dem Betablocker jetzt gar keine Triptane mehr einnehmen muss, sondern die Akutbehandlung auch mit Ibuprofen sehr gut funktioniert. Allerdings bekomme ich unter der Einnahme von Ibuprofen immer starkes Sodbrennen und Magenschmerzen. Kann ich denn vielleicht einfach einen Magenschutz dazu nehmen?« Das ist eine ganz häufig gestellte Frage in der Sprechstunde und auch bei Instagram. Bei vielen wirken die sogenannten nichtsteroidalen Antirheumatika (NSAR) wie Ibuprofen und Diclofenac sehr gut in der Akuttherapie, bei häufiger Einnahme können aber Magenprobleme auftreten, bis hin zu einem schweren Magengeschwür. Es ist naheliegend, dann sofort einen Magenschutz wie zum Beispiel ein Protonenpumpenhemmer wie Pantoprazol dazu zu nehmen. Pantoprazol beeinflusst die Magensäureproduktion und reduziert diese. Dadurch werden Magenschleimhautschäden vermieden, die durch Ibuprofen verursacht werden könnten. Es gibt keine Daten, dass die Aufnahme von Ibuprofen aus dem Magen-Darm-Trakt durch Pantoprazol verschlechtert wird. Die Magensäure spielt bei der Aufnahme normalerweise gar keine Rolle. So gesehen könnte man grundsätzlich die zusätzliche Einnahme von Pantoprazol bei der Einnahme von NSAR empfehlen. Allerdings gibt es durchaus Dinge zu berücksichtigen, wenn man häufig Pantoprazol einnimmt: Durch die Beeinflussung der Säurebarriere verändert sich das Bakterienspektrum im Magen und dadurch könnte es bei längerfristiger Einnahme zu Infektionen kommen. Außerdem gibt es Daten, dass mit der Zeit bestimmte Nährstoffe wie Vitamin B_{12}, Eisen und Magnesium schlechter aufgenommen werden könnten, was weitere gesundheitliche Probleme verursachen könnte. Auch gibt es gute Daten, die zeigen, dass bei älteren Menschen durch die längerfristige Einnahme von Protonenpumpenhemmern das Risiko für Knochenbrüche erhöht sein kann. Ich halte es deshalb für keine gute Idee, routinemäßig einen Protonenpumpenhemmer zur Akutmedikation dazu zu nehmen, sondern man sollte überlegen, ob Ibuprofen wirklich die richtige Medikation ist.

»Wie wirken bei Ihnen Triptane?«, frage ich Luca. »Eigentlich gut, aber ich hatte das Gefühl, dass ich vielleicht auch mal ohne Triptane auskommen könnte, um meinen Körper vor dieser ständigen Triptan-Einnahme zu schützen.«

»Es könnte sehr sinnvoll sein, auf eine Medikation mit Triptanen umzustellen, die deutlich weniger belastend für den Magen ist. Versuchen Sie doch einmal, die Menge der Triptane nach oben und die Menge von Ibuprofen nach unten zu regulieren, und wir schauen einmal, wie Ihr Magen darauf reagiert. Vielleicht ist es dann möglich, vollständig auf Protonenpumpenhemmer zu verzichten.«

Jeden Tag kommen zu uns Betroffene, weil sich die aktuelle Attacke mit üblichen Schmerzmedikamenten nicht stoppen lässt. Zwar sind wir keine Notfallambulanz, behandeln aber natürlich in einer solchen Notfallsituation, wenn irgendwie möglich. Stoppt eine Migräne nach 72 Stunden nicht, nennt man sie einen Status migrainosus. Das passiert gar nicht so selten, vor allem während der Menstruation, aber auch im Rahmen von Infekten.

Fallbeispiel 29

Lina und der Status migraenosus

Lina stellt sich an einem Montagmorgen vor und berichtet, dass sie seit etwa einer Woche unter starken Migräne-Kopfschmerzen leidet. Der Kopfschmerz verschwindet immer für kurze Zeit, wenn sie Triptane einnimmt, taucht dann aber relativ schnell wieder auf. Normalerweise vergeht bei ihr eine Migräne-Attacke innerhalb der normalen 72 Stunden, aber auch in der Vergangenheit war es etwa ein- bis zweimal pro Jahr dazu gekommen, dass eine Migräne-Attacke aus dem Ruder gelaufen ist.

Diese Information und die Tatsache, dass Triptane grundsätzlich wirken, ist für mich sehr wichtig, da man bei einem Status migrainosus immer auch schauen muss, ob wirklich die Migräne die Ursache der Kopfschmerzen ist oder ob es sich nicht doch um einen sogenannten symptomatischen Kopfschmerz handelt. Das heißt, dass es eine andere Ursache für die Kopfschmerzen gibt, zum Beispiel eine Hirnhautentzündung oder eine Sinusvenenthrombose, also eine Thrombose der Hirnvenen. Wie unterscheidet man nun einen Status-Kopfschmerz? Zum einen durch die Anamnese: Wenn der Patient erzählt, dass der Kopfschmerz so ist wie immer, nur länger anhält und auch auf Triptane anspricht, bin ich erst mal ziemlich beruhigt. Das klingt schon sehr nach einer Migräne. Wenn dann auch noch die körperliche Untersuchung unauffällig ist, bin ich mir sehr sicher. Es gibt aber durchaus auch Fälle, bei denen ich mir nicht sicher bin. Dann führe ich weitere Diagnostik durch.

Zum einen kann man Blut abnehmen und einen bestimmten Gerinnungsfaktor im Blut messen, die sogenannten D-Dimere. Wenn ich aber vollkommen unsicher bin, mache ich bei solchen Patienten durchaus eine CT oder MRT vom Gehirn. Bei Lina bin ich mir sicher und fange deswegen mit einer Statustherapie an. Häufig helfen hier intravenöses Cortison, intravenöse Schmerzmedikamente wie Novalgin oder auch Antiepileptika wie Valproinsäure oder Levetiracetam. Die Datenlage zur Statusbehandlung ist relativ schlecht, das heißt, am Ende muss man ausprobieren, was für den einzelnen Patienten am besten wirksam ist. Kommt es häufiger zu einem Status migrainosus, sollte man überlegen, ob man an der prophylaktischen Therapie etwas ändern kann, damit ein solcher Status nicht ständig auftritt.

Bei Lina hilft Gott sei Dank das Cortison schon nach der erstmaligen Infusion relativ gut und ich gebe ihr noch Cortison für zwei weitere Tage mit, damit die Migräne-Attacke nicht wieder aufflammt.

KOPFSCHMERZ BEI MEDIKAMENTENÜBERGEBRAUCH

Vor einigen Jahren hat sich in Deutschland die 10-20-Regel etabliert. Sie besagt, dass man nicht mehr als zehn Tage im Monat Schmerzmedikamente einnehmen soll und an den restlichen 20 Tagen keine Schmerzmedikamente verwenden sollte. Diese Regel soll der Entwicklung von Kopfschmerzen bei Medikamentenübergebrauch vorbeugen. Klinische Daten und Studien zeigen nämlich, dass eine zu häufige Einnahme von Akutmedikation selbst Kopfschmerzen verursachen kann.

Als ich anfing, war der Kopfschmerz bei Medikamentenübergebrauch ein riesiges Thema. Jeder Patient, der in die Sprechstunde kam, nahm viel zu viele Tabletten ein und hatte überhaupt kein Verständnis dafür, dass die Medikation ein Problem sein könnte. In den vergangenen Jahren hat sich das jedoch durch die Verbreitung der richtigen Information deutlich verbessert. Leider ist es wie so oft, dass das Pendel dann in die andere extreme Richtung ausgeschlagen ist: Die meisten Menschen mit Migräne und Kopfschmerzen fürchten heute einen Medikamentenübergebrauch wie der Teufel das Weihwasser. Ich kenne viele Betroffene, die schon bei fünf Tabletten im Monat ein schlechtes Gewissen haben. Einige berichten mit einem extrem schuldbewussten Blick, dass sie diesen Monat schon elf Triptane eingenommen haben.

Mittlerweile setzt die 10-20-Regel viele Patienten mehr unter Druck, als dass sie ihnen hilft. Denn es ist nicht in jedem Fall besser, weniger Schmerzmedikamente zu nehmen. Die Erfahrung, ständig Schmerzen aushalten zu müssen, ist ebenfalls negativ für die Schmerzverarbeitung und kann zur Chronifizierung von Migräne und Kopfschmerzen beitragen. Es ist wichtig zu wissen, dass die 10-20-Regel keine Vorschrift wie ein Gesetz ist, sondern lediglich eine Orientierungshilfe.

Vielmehr sollte man versuchen, mit einer guten Prophylaxe die Anzahl der Schmerztage zu reduzieren, sodass die Einnahme von Akutmedikation ausreichend für eine optimale Schmerzbehandlung ist. Ich meine damit, dass die 10-20-Regel über ein ganzes Jahr betrachtet werden sollte. Wenn man in manchen Monaten mehr Tabletten nehmen musste, gleicht sich das möglicherweise in anderen Monaten aus – und das Risiko für Medikamentenübergebrauch wird nicht erhöht.

Wenn ich das Patienten in der Sprechstunde erkläre, spüre ich häufig den enormen Druck, der teilweise von ihren Ärzten ausgeübt wird. Gerade wenn es im Beruf stressig ist, in Klausurenphasen oder bei einem Umzug ist es völlig in Ordnung, auch an elf, zwölf oder 15 Tagen Schmerzmittel einzunehmen. Man sollte den Stress nicht noch verstärken, indem man unnötig unter Schmerzen leidet. Wichtig ist nur, im Auge zu behalten, dass das nicht über Monate oder Jahre so weitergeht. Gegebenenfalls sollte man dann frühzeitig mit einer neuen Prophylaxe intervenieren, damit sich die Zahl der Kopfschmerztage reduziert und man überhaupt eine Chance hat, sich an die Empfehlung zu halten.

Welche Akutmedikation zählt man denn eigentlich bei der Migräne und beim Medikamentenübergebrauch zusammen? Zählen nur Medikamente, die man bei Migräne einnimmt, oder muss man auch die

Schmerzmittel dazuzählen, die man für andere Erkrankungen benötigt? Oft herrscht Unklarheit über diese Fragen und viele Migräne-Betroffene denken, dass man nur die Migräne-Mittel zusammenrechnen muss. Dieses Missverständnis hat jedoch in vielen Fällen zu einem Medikamentenübergebrauch geführt, von dem die Patienten dann gar nichts wussten und den sie natürlich dem Arzt oder der Ärztin auch nicht mitgeteilt haben.

So erzählte mir eine Patientin mit der Doppeldiagnose Migräne und idiopathische intrakranielle Hypertension (Druckerhöhung im Kopf, bei der zu viel Nervenwasser vorhanden ist) bei jeder Vorstellung, dass sie zwanghaft versucht, mit den Triptan-Einnahmetagen unter zehn pro Monat zu bleiben und keinesfalls einen Medikamentenübergebrauchskopfschmerz zu entwickeln. Erst bei der dritten oder vierten Vorstellung stellte sich heraus, dass sie zusätzlich täglich ein Opiat, nämlich Tramadol, für die andere Art der Kopfschmerzen einnahm. Da sie aber davon ausging, dass das Tramadol natürlich nicht zähle, weil sie es gar nicht für die Migräne einnimmt, tauchte es auf ihrer internen Rechnung für den Medikamentenübergebrauch nicht auf. So geht es relativ vielen Patientinnen und Patienten.

Wenn jemand zum Beispiel für konstante Rückenschmerzen täglich Schmerzmittel einnimmt, ist häufig nicht klar, dass das ebenfalls einen Medikamentenübergebrauchskopfschmerz verursachen kann, selbst wenn man die Schmerzmittel nicht gegen die Migräne einnimmt. Das Gehirn kann nicht wissen, wofür oder wogegen die Schmerzmittel verwendet werden. Im Extremfall kann man sogar bei einer ganz niederfrequenten Migräne einen Medikamentenübergebrauchskopfschmerz entwickeln, wenn man aus anderen Gründen, zum Beispiel wegen chronischer Rückenschmerzen, mehr als 15 Einnahmetage für andere Schmerzmittel hat. Deshalb gilt: Für die Berechnung des Medikamentenübergebrauchs zählen alle Schmerzmedikamente, die pro Monat eingenommen werden – egal, wofür! Sei es gegen Migräne, Bauch- oder Rückenschmerzen oder wegen eines gebrochenen Fußes.

Fallbeispiel 30

Klara und die Frage, wie man Einnahmetage für Akutmedikation richtig zählt

Klara sitzt vor mir und stellt mir eine Frage, die mir so oder in ähnlicher Form schon hundertmal gestellt wurde: »Wenn ich zehn Minuten vor Mitternacht eine Schmerztablette nehme und 20 Minuten nach Mitternacht die nächste, zählt das dann als zwei Einnahmetage oder kann ich das als einen Einnahmetag zählen?« Wenn man nicht selbst unter Migräne leidet, klingt diese Frage wirklich abstrus, weil man denkt, dass es doch nun wirklich keinen Unterschied macht. Für die Betroffenen ist das aber wirklich eine dringende Frage. Aus Sicht von Migräne-Spezialisten macht es keinen Unterschied, ob man die Tablette nun vor oder nach Mitternacht genommen hat. Vor allem sollte man sich damit nicht verrückt machen, falls der Zeiger schon über 24:00 Uhr gewandert ist, wenn man die nächste Schmerztablette einnimmt, weil man befürchtet, einen weiteren Einnahmetag zu »verbrauchen«. Es gibt überhaupt keine wissenschaftlichen Daten, dass diese zehn Einnahmetage in Stein gemeißelt sind. Es geht vielmehr darum, dass man nicht von Monat zu Monat immer mehr Schmerzmedikamente nehmen muss. Bleibt man stabil bei seinen Einnahmetagen pro Monat, sind auch 13 oder 15 Tage für Triptane völlig in Ordnung. Für eine erfolgreiche Migräne-Therapie ist viel entscheidender, dass man die Schmerzmedikamente, die man einsetzt, ohne Reue und schlechtes Gewissen nehmen kann. Genauso wichtig ist, dass man immer, wenn man Schmerzmedikamente braucht, diese auch einsetzt. Es hat keinen Sinn und man gewinnt nichts, wenn man am Ende des Monats zwei Migräne-Attacken ohne Medikation durchsteht, nur um nicht in einen Medikamentenübergebrauch hineinzurutschen.

Ein weiteres alltagsrelevantes Problem, das in diesem Zusammenhang bei vielen Patientinnen und Patienten häufig zu Unsicherheit führt, ist die kurzfristige vermehrte Medikamenteneinnahme aufgrund gesundheitlicher Beeinträchtigungen, die nichts mit Migräne zu tun haben.

Fallbeispiel 31
Marina und die Schmerzsalbe

Marina, eine Migräne-Patientin, die ich viele Jahre kenne, kommt außerplanmäßig in die Kopfschmerzsprechstunde. »Ich habe seit einiger Zeit ein sehr schmerzhaftes Fußgelenk. Nächste Woche soll endlich eine MRT gemacht werden. Mein Problem ist, dass ich ja schon wegen der Migräne immer nur knapp die zehn Einnahmetage schaffe. Jetzt habe ich aber solche Schmerzen im Fußgelenk, dass ich unbedingt auch eine Schmerzmedikation brauche. Ich habe große Angst, dadurch einen Medikamentenübergebrauchskopfschmerz zu bekommen«, sagt sie. »Was für Schmerzmittel nehmen Sie denn jetzt zusätzlich ein?«, frage ich sie. »Ich verwende eine Schmerzsalbe«, antwortet Marina.

»Machen Sie sich darüber keine Gedanken«, beruhige ich sie. »Die Schmerzsalbe wirkt ja vor allem lokal, also nur an der Stelle, wo Sie sie auftragen. Von diesem Medikament kommt gar nicht so viel in den Gesamtkreislauf. Sie können ganz entspannt sein. Aber selbst wenn Sie normale Akutmedikation nehmen würden, entsteht so schnell kein Medikamentenübergebrauchskopfschmerz. Sobald die Fußproblematik geklärt ist, hören Sie ja sofort wieder damit auf.«

Marina lächelt erleichtert. »Das beruhigt mich jetzt sehr. Ich habe mich schon gefragt, wie ich das alles aushalten soll, bis mein Fuß wieder okay ist.«

Das gilt natürlich auch für andere Situationen wie Operationen, orthopädische Beschwerden, Erkältungen und Zahnschmerzen. Temporäre Schmerzen dürfen mit ausreichend Schmerzmedikation behandelt werden, auch wenn das bedeutet, dass man eine Zeit lang formal zu viele Schmerzmittel nimmt. Man muss ganz sicher nicht Schmerzen aushalten, nur weil man ein Mensch mit Migräne ist.

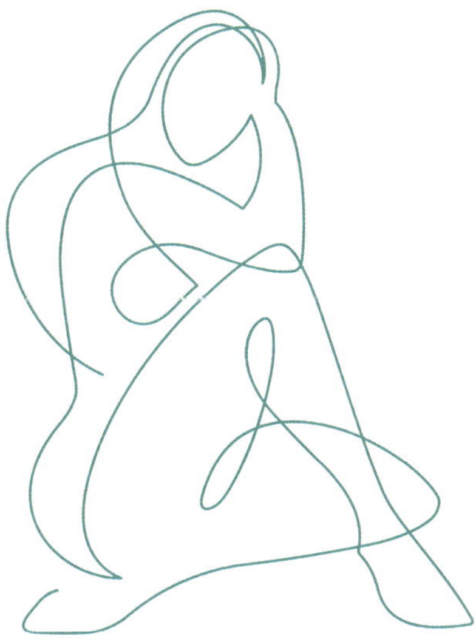

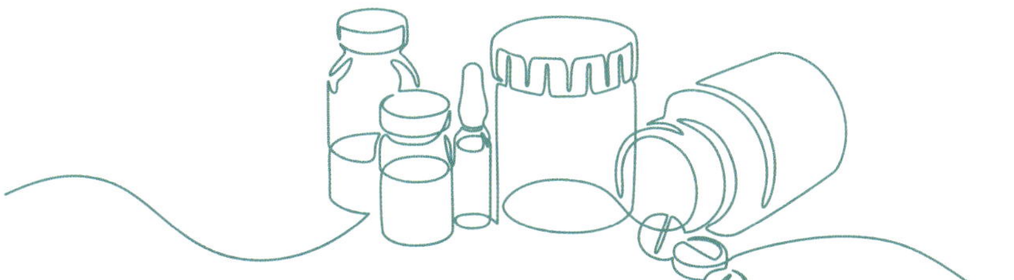

7
PROPHYLAXE, DIE WIRKT

Migräne vorbeugen statt hinterherlaufen

Wenn die Migräne häufiger wird oder die Attacken das Leben stark beeinträchtigen, lohnt sich die Frage: Was kann ich tun, um die Zahl der Anfälle zu verringern? Die Antwort heißt: Prophylaxe.

Viele Menschen mit Migräne wissen gar nicht, dass es neben Schmerzmitteln als Akutmedikation auch prophylaktische Medikamente gibt, die man vorbeugend einnehmen kann, um dafür zu sorgen, dass weniger Migräne-Attacken auftreten. Eine Aufklärung über diese Migräne-Prophylaxe stellt einen großen Anteil dar, besonders im ersten Gespräch mit Patientinnen und Patienten.

Prophylaktische Maßnahmen zielen nicht auf die Behandlung des einzelnen Anfalls, sondern auf eine langfristige Stabilisierung des Nervensystems. Zur Verfügung steht dafür eine ganze Reihe von Möglichkeiten: medikamentöse Therapien wie Betablocker, Antidepressiva oder moderne monoklonale Antikörper, aber auch nichtmedikamentöse Ansätze wie Ausdauersport, Stressbewältigung, Biofeedback und kognitive Verhaltenstherapie.

Nicht jede Methode passt zu jeder Person – und nicht jede wirkt sofort. Aktuell wissen wir nicht, welche Patientin und welcher Patient von welcher Prophylaxe am besten profitiert. Vielmehr wählen wir die geeignete Prophylaxe nach den individuellen Wünschen des Betroffenen aus – beziehungsweise nach weiteren Erkrankungen, unter denen der Betroffene leidet und bei denen manche Medikamente nicht oder besonders gut eingesetzt werden können.

Außerdem spielt natürlich eine Rolle, welche Medikamente von der gesetzlichen Krankenkasse übernommen werden. Prophylaxe bedeutet Geduld, individuelle Abstimmung und realistische Ziele. Eine Reduktion um 50 Prozent der Attacken gilt bereits als Therapie-Erfolg – auch wenn das in der täglichen Realität manchmal enttäuschend klingen mag. Meist sind es vor allem langfristige Änderungen des Lebensstils, die am Ende den durchschlagendsten Effekt haben.

Grundsätzlich unterscheidet man zwischen spezifischer und nichtspezifischer Migräne-Prophylaxe. Als ich angefangen habe, Menschen mit Migräne zu behandeln, gab es nur die nichtspezifische Migräne-Prophylaxe. Darunter versteht man Medikamente, die nicht für Migräne entwickelt wurden und deren Wirkmechanismus als Migräne-Prophylaxe noch unklar ist. Zu diesen unspezifisch wirksamen Medikamenten zählen zum Beispiel Amitriptylin, ein Antidepressivum, Metoprolol, ein Betablocker, Flunarizin, ein Blutdruckmittel, und Topiramat, ein Antiepileptikum. In anderer Dosierung sind sie auch bei Migräne wirksam, selbst wenn wir letztlich gar nicht so genau wissen, warum das der Fall ist. Man hat nur durch Zufall herausgefunden, dass sich zum Beispiel bei der Behandlung von Bluthochdruck auch die Migräne gebessert hat.

Grundsätzlich sind das alles Medikamente erster Wahl. Das heißt, jeder Patient, der eine Migräne-Prophylaxe benötigt, kann mit diesen Medikamenten behandelt werden und die Krankenkasse übernimmt dafür die Kosten. Sitzt zum Beispiel eine Patientin vor mir, die neben der Migräne unter deutlichen Schlafstörungen leidet, bietet sich eine Therapie mit Amitriptylin an. Dieses Medikament ist zwar formal ein Antidepressivum, in niedriger Dosierung wirkt es aber exzellent Migräneprophylaktisch und verbessert gleichzeitig den Schlaf. Von der Besserung des Schlafes profitiert natürlich auch die Lebensqualität und damit die Migräne. Leidet ein Patient zusätzlich unter Panikattacken oder hat häufiger einen schnellen Herzschlag, könnte für ihn eine Therapie mit einem Betablocker sinnvoll sein. Dieser reguliert den Herzschlag ein wenig nach unten und verbessert dann auch diese zusätzlichen Erkrankungen. Topiramat und Flunarizin dürfen dagegen nicht bei Patienten eingesetzt werden, die eine Depression haben oder in der Vergangenheit unter einer depressiven Störung gelitten haben, da diese Medikationen diese Erkrankungen verschlechtern können.

Am Ende ist es so, dass man eine solche Medikation drei Monate ausprobieren muss, sofern man sie verträgt, und dann abwägen muss, ob die Kosten-Nutzen-Rechnung für einen persönlich stimmt. Das heißt, die Vorteile müssen gegenüber den Nachteilen überwiegen.

Als weitere Medikamente stehen spezifische Substanzen zur Verfügung. Hierzu zählen die CGRP-Antikörper, das Botulinumtoxin A sowie die Gepanten. Die CGRP-Antikörper sind die ersten Medikamente, die speziell für Migräne entwickelt wurden. Die in Deutschland aktuell vier verfügbaren CGRP-Antikörper unterscheiden sich pharmakologisch ein wenig voneinander: ein Antikörper, der gegen den Rezeptor des CGRP gerichtet ist (Erenumab), und die anderen Antikörper (Eptinezumab, Galcanezumab und Fremanezumab), die gegen das Molekül CGRP selbst gerichtet sind. CGRP-Antikörper kann man einsetzen, wenn nichtspezifische Prophylaxen nicht gewirkt haben oder nicht vertragen wurden. In diesem Fall bezahlt die gesetzliche Krankenkasse die Gabe von CGRP-Antikörpern. Wie viele Therapien ausprobiert werden müssen, hängt vom Antikörper und der Krankenkasse ab. Natürlich müssen keine Medikamente eingesetzt werden, die bei einem bestimmten Patienten kontraindiziert sind. So ist es nicht sinnvoll, Topiramat bei einer schwer depressiven Patientin auszuprobieren.

Info

KANN ICH TROTZ DER GABE VON CGRP-ANTIKÖRPERN BLUT SPENDEN?

Manchmal erwischen mich Patienten mit Fragen völlig auf dem falschen Fuß. Ob man nach der Gabe von CGRP-Antikörpern grundsätzlich Blut spenden kann? Ich denke schon, aber so richtig habe ich mir die Frage noch nie gestellt. Ich frage also bei der Pharmafirma nach, um sicherzugehen, weil die Antwort durchaus Relevanz hat und ich keinen möglichen Blutspende-Empfänger gefährden möchte. Die Antwort kommt schnell: Blut spenden sei problemlos möglich. Diese Information gebe ich natürlich an die Patienten weiter, sodass sie, wenn sie wollen und können, weiterhin spenden können.

Ähnlich wie die neuen CGRP-Antikörper wirken die sogenannten Gepanten. Dabei handelt es sich um Wirkstoffe, die den CGRP-Rezeptor blockieren und so Migräne-Anfällen vorbeugen können. In Deutschland ist derzeit Atogepant zur Migräne-Prophylaxe zugelassen. Es kann – wie die CGRP-Antikörper – dann verschrieben werden, wenn mindestens vier Migräne-Tage pro Monat vorliegen. Noch ist nicht abschließend geklärt, unter welchen Voraussetzungen die gesetzlichen Krankenkassen die Kosten für Atogepant übernehmen. Aber grundsätzlich gilt: Kommt der behandelnde Arzt oder die Ärztin im Einzelfall zu dem Schluss, dass Atogepant die beste Therapie-Option ist, können die Kosten von der Krankenkasse übernommen werden. Preislich liegt Atogepant etwa auf dem Niveau der CGRP-Antikörper. Beide sind jedoch deutlich teurer als die klassischen Migräne-Prophylaxen. Da bisher keine Studien zeigen, dass Atogepant anderen vorbeugenden Medikamenten überlegen ist, wurde ihm von offizieller Seite kein besonderer Zusatznutzen bescheinigt. Deshalb ist es möglich, dass das Präparat in Zukunft günstiger wird. Für Betroffene bedeutet das: Die Entscheidung für Atogepant wird individuell getroffen. Im Gespräch mit dem Arzt oder der Ärztin lässt sich klären, ob dieses Medikament zur Migräne-Prophylaxe im persönlichen Fall sinnvoll und die Kostenübernahme durch die Krankenkasse gesichert ist.

Als dritte spezifische Substanz steht Botulinumtoxin A (Botox) zur Verfügung. Das ist das gleiche Botox, was in der Schönheitsmedizin zum Wegspritzen von Falten verwendet wird. Botox wird von der gesetzlichen Krankenkasse bezahlt, wenn vorher zwei Prophylaxen ausprobiert wurden und nicht wirksam waren oder nicht vertragen wurden. Grundsätzlich kann Botox allerdings nur bei chronischer Migräne eingesetzt werden. Das heißt, es müssen mindestens 15 Kopfschmerztage pro Monat vorliegen, davon mindestens acht Migräne-Tage, damit Botox verschrieben und eingesetzt werden kann. Alle zwölf Wochen werden kleine Mengen Botox an bestimmten Stellen im Kopf- und Nackenbereich gespritzt. Man vermutet, dass so die Freisetzung von Schmerzbotenstoffen wie CGRP gehemmt wird und dadurch das Nervensystem weniger empfindlich auf Migräne-Reize reagiert.

Fallbeispiel 32

Gerda und die Frage, welcher Antikörper der beste ist

Gerda, eine neue Patientin, stellt sich in der Sprechstunde vor. Häufig haben Patientinnen und Patienten Monate auf diesen Termin gewartet, sodass sie meistens schon bei jemand anderem in Behandlung waren. Die meisten leiden bereits viele Jahre oder Jahrzehnte unter Kopfschmerzen, sodass sie zumindest beim Hausarzt und wahrscheinlich auch bei einigen Neurologen waren, um Linderung zu erhalten. Gerda ist 40 Jahre alt und aus dem Anamnesebogen, den alle Patienten im Vorfeld ausfüllen, geht ziemlich klar hervor, dass es sich bei ihr um eine Migräne handelt.

Ich werfe einen Blick auf ihren Kopfschmerzkalender und sehe etwa zwölf Migräne-Tage pro Monat, die sie mit Triptanen behandelt, und die typische vegetative Begleitsymptomatik (also Licht- und Lärmempfindlichkeit).

Gerda hat offensichtlich schon Betablocker ausprobiert, doch da sie dieses Medikament wieder abgesetzt hat, scheint es nicht gewirkt zu haben oder sie hat es vielleicht einfach nicht vertragen.

In solchen Gesprächen geht es gar nicht so sehr um die Diagnose, da die Betroffenen diese ja bereits kennen, sondern meist darum, die Therapie zu verbessern und über Therapie-Optionen zu sprechen. Gerda erzählt, dass sie eigentlich mit ihrer niedergelassenen Neurologin sehr zufrieden ist. Sie nimmt sie mit ihrer Migräne ernst und verschreibt ihr auch immer die Triptane, die notwendig sind. Sie hat eine Prophylaxe mit dem Betablocker probiert, der aber nicht funktioniert hat. Und nun hat die Neurologin vorgeschlagen, den CGRP-Antikörper Galcanezumab auszuprobieren.

»Ich habe ehrlicherweise Bedenken, was das Galcanezumab angeht«, sagt Gerda. Ich blicke sie freundlich an. »Meistens sind die Patienten einfach froh, überhaupt einen Antikörper verschrieben zu bekommen, und die Bedenken sind doch eher klein. Was sind denn Ihre Bedenken?«, frage ich.

»Ich habe im Internet gelesen, dass Galcanezumab viel schlechter als andere CGRP-Antikörper ist. Ich habe Angst, einen anaphylaktischen Schock zu bekommen, wenn ich das Präparat einsetze. Vielleicht wäre ein anderer CGRP-Antikörper besser geeignet?«

Die Problematik bei Informationen, die man aus dem Internet gewinnt, ist, dass Menschen mit wenig medizinischem Hintergrund die Informationen oft schlecht einordnen können. Dann ist es schwierig zu wissen, ob die Ängste oder Vorbehalte wirklich gerechtfertigt sind oder ob man möglicherweise einfach nur Marketingstrategien oder Einzelmeinungen zum Opfer gefallen ist.

»Ein anaphylaktischer Schock wäre eine allergische Reaktion auf das Präparat. Und warum sollte das Galcanezumab viel schlechter als andere wirken?«, frage ich erst mal nach. »Ich kann Sie da ganz beruhigen«, fahre ich fort. »Grundsätzlich ist es so, dass die vier CGRP-Antikörper, die in Deutschland auf dem Markt sind, alle gleich gut wirksam sind. Es gibt keine Daten, dass einer der Antikörper besser oder schlechter bezüglich der Wirksamkeit wäre. Allerdings gibt es keine direkten Vergleichsstudien zwischen den einzelnen Antikörpern. In der klinischen Praxis hat sich gezeigt, dass die Antikörper ähnlich wirksam sind, aber nicht jeder Patient und jede Patientin auf alle Antikörper gleich gut reagiert. Es gibt Betroffene, bei denen Galcanezumab besser wirkt als die anderen Möglichkeiten oder genau andersherum. Deswegen ist es sinnvoll, dass man bei Nichtwirken eines Antikörpers einen Wechsel zu einem anderen Antikörper in Betracht zieht. Eigene Forschungsdaten haben gezeigt, dass etwa ein Drittel der Betroffenen auf den zweiten Antikörper anspricht, und wir haben sogar Daten, dass bei Verwendung eines vierten Antikörpers einige Patienten eine deutliche Verbesserung ihrer Migräne verspürt haben.

Zur Frage der Verträglichkeit ist es so, dass Erenumab möglicherweise etwas schlechter abschneidet. Hier gibt es etwas mehr Berichte, dass Verstopfung häufiger auftreten kann, allerdings meistens bei Personen, die vorher schon Schwierigkeiten mit der Verdauung hatten. Ansonsten kann es bei allen CGRP-Antikörpern zu Rötungen oder einer kleinen allergischen Reaktion, insbesondere an der Einstichstelle, kommen. Größere allergische Reaktionen sind äußerst selten.«

Gerda sieht mich erleichtert an. »Dann kann ich das also einfach mit meiner Neurologin versuchen, die Behandlung mit dem Galcanezumab?«

»Auf jeden Fall«, antworte ich ihr.

Häufig entspannen sich Patientinnen und Patienten, wenn sie merken, dass ihre Neurologen oder Schmerztherapeuten bereits die richtige Entscheidung getroffen haben. Sie benötigen manchmal nur den kleinen Schubser, um sich sicher zu fühlen und dann wirklich ein Therapiekonzept umzusetzen.

WIE KRANK IST KRANK GENUG?

Ob man eine medikamentöse Prophylaxe beginnt, ist vom Leidensdruck der Betroffenen abhängig. Aber wie viel Leidensdruck vorliegt, ist auf den ersten Blick manchmal gar nicht ersichtlich.

Fallbeispiel 33

Holger und die Frage, ob es ihm für eine Migräne-Prophylaxe schlecht genug geht

Katharina ist mit ihrem Mann Holger in die Sprechstunde gekommen. Schon zu Beginn des Gesprächs wird klar, dass Holger allein gar nicht gekommen wäre.

»Mein Neurologe hat gesagt, dass man gegen die Kopfschmerzen sowieso nichts machen kann und dass sie gar nicht so schlimm sind, als dass man eine Prophylaxe einleiten müsste«, sagt Holger. Katharina unterbricht ihn: »Es geht ihm sehr oft sehr schlecht«, sagt sie. »Ich glaube einfach nicht, dass das so sein muss.«

»Vielleicht erzählen Sie mir einfach erst mal, worum es geht, und dann schauen wir, welche Therapiemöglichkeiten es für Ihren Kopfschmerz gibt«, schlage ich vor.

»Ich habe etwa alle ein bis zwei Monate, manchmal auch ein- bis zweimal pro Monat schwerste Migräne-Attacken. Dann ist mir ganz übel, ich muss mich die ganze Zeit übergeben. Kein Schmerzmittel hilft, es geht über Stunden – und ich kann nicht am Alltag teilnehmen. Das Einzige, was bisher wirkt, ist eine Infusion mit Aspirin, aber die ist nicht mehr erhältlich. Ich habe alle Triptane ausprobiert, die man auch unter die Haut spritzen kann, Nasenspray, aber nichts hat gewirkt. Letztlich ist es im Augenblick so, dass ich mich ins Bett lege, wenn die Migräne-Attacke kommt, und eigentlich nur aufstehe, weil ich mich übergeben muss. Nach 48 Stunden ist der Spuk wieder vorbei.«

»Für die Familie ist das eine ganz schöne Belastung«, erklärt Katharina. »Wir wissen nie, wann er ausfällt, und wir sehen, dass es ihm einfach richtig, richtig schlecht geht. Auch in seinem Job ist das sehr schwierig. Natürlich auch für ihn selbst, weil es einfach furchtbare Schmerzen sind, die er ertragen muss.«

»Mein Neurologe meinte, dass der Kopfschmerz einfach zu selten auftritt, um eine Prophylaxe zu beginnen. Mir ginge es einfach nicht schlecht genug«, fügt Holger hinzu. Ich glaube, während er das sagt, wird ihm selbst bewusst, wie absurd diese Aussage ist. Er sitzt vor mir und schildert, wie schlecht es ihm geht und wie viel Leidensdruck die aktuelle Kopfschmerzsituation darstellt, und gleichzeitig versucht er, sich selbst zu überzeugen, dass es ihm noch nicht schlecht genug ginge.

Ich erlebe es in der Sprechstunde sehr häufig, dass Patienten von ihrem Arzt oder ihrer Ärztin gehört haben, es gehe ihnen noch nicht schlecht genug für eine Therapie, einen stationären Aufenthalt oder was auch immer. Aber natürlich ist es so, dass nicht der Arzt oder die Ärztin entscheiden kann, wie belastet ein Patient oder eine Patientin ist. Natürlich gibt es Situationen, in denen von außen klar ist, worin die Belastung besteht. Aber wie belastet man wirklich ist, ist eine sehr individuelle Empfindung. Bei Holger fällt es mir allerdings überhaupt nicht schwer zu verstehen, dass eine solche Situation sehr belastend ist.

»Sind das die einzigen Kopfschmerzen, die Sie haben?«, frage ich ihn. »Nein. Ich habe auch ein- bis zweimal pro Woche Kopfschmerzen, die unangenehm sind, aber nicht so schlimm wie die Migräne-Attacken«, sagt er.

Was Holger berichtet, ist ganz häufig der Fall: Das ganze Ausmaß der Problematik wird unterschlagen und es werden nur die schlimmsten Attacken berichtet. Hätte er seinem Neurologen erzählt, dass er ein- bis zweimal pro Woche auch Kopfschmerzen hat, hätte dieser sicherlich verstanden, dass Holger eine Prophylaxe benötigt. Es gibt keine festen Regeln, ab wann einem Patienten eine Prophylaxe verschrieben werden sollte. In der Leitlinie gibt es Hinweise, wie man vorgehen kann. Prophylaxe wäre zum Beispiel bei jemandem indiziert, der unter häufigen Migräne-Attacken leidet, zum Beispiel mehr als vier pro Monat, und dabei nicht gut auf Akutmedikation anspricht. Auch bei schweren Auren, einem drohenden Medikamentenübergebrauch oder falls generell die Gefahr der Chronifizierung vorhanden ist, wäre eine Prophylaxe ebenso angeraten wie bei Vorliegen einer psychiatrischen Komorbidität wie Depression oder Angststörung, die eine Migräne verschlechtern kann. Letztlich geht es aber immer nur darum, ob durch den Kopfschmerz beziehungsweise die Migräne die Lebensqualität des Betroffenen maßgeblich beeinträchtigt ist. Ist das der Fall, sollte man neben einer Optimierung der Akutmedikation auch immer über eine Prophylaxe nachdenken. Das sollte man auch, wenn es nur eine Migräne-Attacke pro Monat oder alle zwei Monate gibt.

»Sie erfüllen auf jeden Fall die Kriterien für eine Prophylaxe«, sage ich zu Holger. »Sie sind doch total beeinträchtigt durch Ihre Migräne. Es wird nicht ausreichen, dass wir uns nur um die Akutmedikation kümmern, weil Sie praktisch schon alles, was zur Verfügung steht, ausprobiert haben.«

Generell finde ich es nicht gut, dass ihm bisher nur eine intravenöse Infusion geholfen hat, weil das bedeutet, dass er immer ins Krankenhaus oder zum Arzt muss. Das ist natürlich aufwändig und nicht immer möglich. Mit einer Prophylaxe können wir aber bestenfalls vermeiden, dass die Schmerzattacken überhaupt dieses Ausmaß erreichen, und bewirken, dass sich die einzelnen Attacken besser mit normaler Schmerzmedikation behandeln lassen.

»Welche Prophylaxe haben Sie zur Verfügung?«, fragt Holger. »Da Sie vorher noch nichts probiert haben, starten wir erst mal mit einer nichtspezifischen, die aber gezeigt hat, dass sie bei Migräne wirksam ist. Da stehen einige Präparate wie Amitriptylin aus der Gruppe der Antidepressiva, Betablocker aus der Gruppe der Herzmedikamente, Flunarizin – ebenfalls aus der Gruppe der Herzmedikamente – und Topiramat zur Verfügung. Ich wähle das Präparat aus, das am besten zu Ihrer Lebenssituation passt, mit dem Sie sich am wohlsten fühlen und das für Sie die wenigsten Nebenwirkungen verursacht. Sollte dieses Präparat nicht wirken, gibt es die Möglichkeit, CGRP-Antikörper wie Erenumab einzusetzen. Sie sehen, wir haben ganz viele Optionen und eine davon wird funktionieren.«

»Danke«, sagt Holger und wirkt wirklich erleichtert.

Aus meiner Sicht ist es wirklich wichtig, Patienten ernst zu nehmen, die sich mit Migräne oder Kopfschmerz in der Sprechstunde vorstellen. Dann besteht ein Leidensdruck – und ich habe es eigentlich noch nie erlebt, dass ein Betroffener nach einer Prophylaxe fragt und ich sage: »Nein, auf gar keinen Fall, das machen wir bei Ihnen nicht, weil es Ihnen nicht schlecht genug geht.« Der normale Mensch mit Migräne möchte eher keine Medikation nehmen. Meistens ist es eher andersherum, dass ich in der Sprechstunde viel Aufklärungsarbeit darüber leisten muss, warum ich denke, dass eine medikamentöse Prophylaxe vielleicht doch ganz sinnvoll sein könnte. Manchmal ist nur nicht auf den ersten Blick deutlich, wie groß der Leidensdruck ist, und dann muss man genauer nachfragen. Wie bei Holger, der mir erst im zweiten Schritt erzählt hat, dass nicht nur die schweren Attacken alle paar Monate auftreten, sondern viel häufiger eben auch andere Kopfschmerzen da sind, die er bislang nicht einer Migräne zugerechnet hatte.

KRANKENKASSEN UND KOSTENÜBERNAHME

Ganz häufig lese ich auf meinem Instagram-Account die Frage, ob man in bestimmten Therapiesituationen schon bestimmte CGRP-Antikörper erhalten kann. Oft sagen die Betroffenen: »Ich weiß gar nicht, ob ich schon krank genug bin. Mein Arzt hat gesagt, ich bekomme noch keinen CGRP-Antikörper, weil ich noch nicht lange genug Migräne habe.« Es wird so getan, als sei es vollkommen unklar, in welcher Situation welche Medikamente verschrieben werden können. In Deutschland orientiert sich das meistens daran, was die gesetzlichen Krankenkassen bezahlen.

Der Vorteil unseres Gesundheitssystems ist, dass relativ klar ist, welche Medikamente verschrieben werden können und welche nicht. Bei Migräne ist die Situation relativ einfach: Die erste Therapie mit einer Prophylaxe muss entweder mit einem Betablocker (Metoprolol oder Propranolol), Amitriptylin, Topiramat oder Flunarizin erfolgen. Welches dieser Präparate man auswählt, hängt von den weiteren Erkrankungen und den Wünschen des Patienten sowie möglichen Nebenwirkungen des Präparats ab.

Sollte dieses Medikament nach drei Monaten nicht wirken, kann ein CGRP-Antikörper (zum Beispiel Erenumab) oder ein anderes der erstgenannten Präparate eingesetzt werden. Sollte es wiederum nicht zu einer Besserung kommen, kann bei chronischer Migräne (mindestens 15 Kopfschmerztage im Monat) auch Botulinumtoxin ausprobiert werden, neben anderen nichtspezifischen prophylaktischen Therapien.

Manchmal fragen mich Patienten in der Sprechstunde, warum für ihren CGRP-Antikörper andere Regeln gelten würden als für andere CGRP-Antikörper. Dafür gibt es eine relativ einfache Erklärung: Die Firma Novartis, die den CGRP-Antikörper Erenumab herstellt, war ziemlich mutig. Sie hat eine Studie durchgeführt, in der Erenumab gegen Topiramat untersucht wurde.

Warum finde ich das mutig? Nun, es ist generell sehr schwierig, in Schmerzstudien die Wirksamkeit von Präparaten zu beweisen, weil das Ansprechen auf Medikation sehr individuell ist und es immer einen großen Placebo-Effekt gibt. In dieser HERMES-Studie wurde nun untersucht, ob in der Erenumab-Gruppe oder in der Topiramat-Gruppe mehr

Patienten die Therapie fortsetzen und nicht abbrechen. Man geht davon aus, dass Patienten Therapien dann fortsetzen, wenn sie wirksam sind und gut vertragen werden. Diese Studie spiegelt beide Aspekte wider, die für eine Therapie wichtig sind.

Außerdem wurde in der Studie untersucht, ob Erenumab besser wirkt als Topiramat bezüglich der Reduktion der Migräne-Tage und der Gruppe der Patienten, die mindestens eine 50-prozentige Besserung verspüren. Hier wurde gezeigt, dass das alles für Erenumab zutrifft. Deshalb hat der Gemeinsame Bundesausschuss, der in Deutschland festlegt, wann ein Medikament von der gesetzlichen Krankenkasse erstattet wird, entschieden, dass Erenumab dann erstattet wird, wenn vorher mindestens ein anderes Präparat (zum Beispiel Amitriptylin, Betablocker, Topiramat und Flunarizin) ausprobiert wurde.

Die Herstellerfirmen der anderen CGRP-Antikörper haben solche Studien nicht durchgeführt. Deswegen werden sie erst dann erstattet, wenn alle anderen Therapien (wenn medizinisch möglich: Amitriptylin, Betablocker, Flunarizin, Topiramat, Botox) ausprobiert wurden. Niemand glaubt wirklich, dass diese Antikörper schlechter wirken als Erenumab, aber das wurde einfach nicht in einer klinischen Studie gezeigt.

Es ist also überhaupt kein Geheimnis, welche prophylaktische Medikation für wen verschrieben werden kann. Eigentlich kann das jeder Betroffene selbst sehr gut nachvollziehen und vielleicht sogar beim Arzt eigene Vorschläge machen und die Präparate nennen, die er oder sie bevorzugen würde. Ich freue mich immer sehr darüber, wenn Betroffene sich schon Gedanken gemacht haben, mit welchem Präparat sie sich am wohlsten fühlen würden. Denn ein solches Medikament wirkt immer besser, wenn der Patient selbst davon überzeugt ist.

Bei den gesetzlichen Krankenkassen ist die Situation also recht einfach. Bei den privaten Krankenkassen muss man im Einzelfall nachfragen, ob bestimmte Therapien übernommen werden. Das gilt vor allem für teure Therapien. Allerdings ist die Situation für den Arzt bei den privaten Krankenkassen oft einfacher: Entweder übernehmen sie die Kosten oder sie übernehmen sie nicht. In letzterem Fall muss der Patient oder die Patientin die Kosten selbst tragen. Das fällt dann aber schon beim ersten Rezept auf.

Bei den gesetzlichen Krankenkassen ist das anders. Wenn hier das falsche Medikament verschrieben wird und die Krankenkasse der Ansicht ist, dass dieses nicht erstattungsfähig gewesen ist, fordert sie vom Arzt oder der Ärztin das Geld für dieses Medikament zurück. Das Problem in Deutschland ist, dass man bei den gesetzlichen Krankenkassen nicht vorher anfragen kann, ob sie ein bestimmtes Medikament erstatten werden. Als Antwort kommt immer, dass das im Ermessen des Arztes liegt, und die Krankenkassen entscheiden oft erst Jahre später, wenn es aus ihrer Sicht nicht der Fall gewesen ist. Deswegen sind viele Ärzte gerade bei teuren Medikamenten sehr zurückhaltend in der Verschreibung.

Als die Antikörper auf den deutschen Markt gekommen sind, gab es direkt nach der Einführung eine Erweiterung der deutschen Leitlinien, die vorschlug, die CGRP-Antikörper zunächst für ein Jahr auszuprobieren und dann beim Patienten oder der Patientin die Medikation zu pausieren, um zu sehen, ob der- oder diejenige diese Medikation überhaupt noch braucht. Dieser Vorschlag resultierte aus der Annahme, dass die CGRP-Antikörper so gut sein könnten, dass vielleicht nach einem Jahr Therapie gar keine Weiterbehandlung mehr notwendig sein könnte. Das war natürlich ziemlich naiv. Die Migräne ist eine chronische Erkrankung und verschwindet nicht einfach. Da die CGRP-Antikörper keine Gentherapie sind, bleibt die Veranlagung für eine Migräne natürlich auch nach einem Jahr erhalten.

Ein zweiter Grund, die Therapie zeitlich zu begrenzen, war, die Kostenträger, nämlich die Krankenkassen, zu beruhigen, dass man eine solch teure Therapie nicht einfach unendlich fortsetzt, wenn sie vielleicht gar nicht mehr benötigt wird. Das, was sich so harmlos anhört, nämlich ein Auslassversuch, stellte in der Praxis eine enorme Herausforderung dar. Viele Patienten und Patientinnen erlebten unter den CGRP-Antikörpern zum ersten Mal im Leben eine Verbesserung ihrer Migräne. Natürlich wollte fast keiner von ihnen die Therapie nach einem Jahr pausieren. Die Gespräche über die Pause waren durchaus schwierig und nicht selten auch tränenreich. Viele Betroffene versuchten auch zu verhandeln: »Ich schreibe in zwei Monaten Klausuren. Jetzt passt es auf gar keinen Fall.« Oder: »Ich habe beruflich gerade sehr viel um die Ohren. Wenn ich jetzt wegen Migräne ausfalle, riskiere ich meinen Job.«

Alle diese Argumente kann ich hervorragend verstehen und in solchen Fällen haben wir die Pause auch immer verschoben. Der Sinn der Pause war mir aber auch zu diesem Zeitpunkt nicht klar. Es gibt nichts Schlimmeres, als Patienten und Patientinnen von einem Therapiekonzept zu überzeugen, an das weder der Patient noch der Arzt glaubt. Eine Erkrankung wie Migräne wird immer schlimmer, wenn man Patienten zwingt, eine Medikation abzusetzen, die vorher gewirkt hat. Das ist wie bei vielen Prophylaxen und jeder kann sich vorstellen, dass so etwas nicht funktionieren kann. Viele Patienten und Patientinnen befürchteten zudem, dass der Antikörper nach der Pause nicht mehr genauso gut funktioniert wie vorher. Zwar haben klinische Studien und auch unsere eigene das nicht für die gesamte Gruppe von Betroffenen gezeigt, im Einzelfall habe ich aber immer wieder Patienten und Patientinnen getroffen, bei denen das so war. Und das ist natürlich besonders ärgerlich, wenn der CGRP-Antikörper vor der Pause sehr gut funktioniert hatte.

Ich bin ein großer Fan davon, dass man Patienten und Patientinnen allein entscheiden lässt, wann die Prophylaxe abgesetzt oder pausiert wird. Mit den anderen prophylaktischen Medikamenten klappt das ja hervorragend. Nicht selten sitzen Patienten vor mir in der Sprechstunde und sagen: »Jetzt ist der richtige Zeitpunkt, um abzusetzen.« Oder: »Ich habe schon vor einigen Monaten die Medikation abgesetzt, weil ich das Gefühl hatte, dass es mir so gut geht, dass ich sie gar nicht mehr brauche und sie wahrscheinlich auch gar nicht mehr so viel Einfluss auf meine Migräne hat.«

Wir haben in Essen selbst eine Studie durchgeführt und uns angeschaut, was mit den Patienten und Patientinnen passiert, wenn die CGRP-Antikörper pausiert werden. Man sieht, dass es relativ schnell wieder zu einer Zunahme von Kopfschmerz- und Migräne-Tagen kommt, bei den meisten sogar auf dem Niveau vor einer Therapie mit CGRP-Antikörpern. Man muss allerdings anmerken, dass diese Studie nicht verblindet durchgeführt wurde. Das heißt, sowohl der betreuende Arzt als auch die Patientin oder der Patient wusste, dass die CGRP-Antikörper pausiert wurden.

Gott sei Dank wurden zwischenzeitlich die deutschen Leitlinien geändert. So wird nun, sollte sich die Migräne massiv verbessert haben, die Evaluation einer Therapiepause nach zwölf Monaten empfohlen.

Sollte aber weiterhin ein Leidensdruck vorliegen oder damit zu rechnen sein, dass die Migräne sich wieder verschlechtert, kann diese Evaluation nach 24 Monaten vorgenommen werden. Auch dann ist keine Therapiepause vorgeschrieben. Die aktuellen Leitlinien lassen es offen, dass der Zeitpunkt der Therapiepause im Gespräch mit den Patienten so gewählt werden kann, dass beide sich mit dieser Entscheidung wohlfühlen. Das hat erheblichen Druck aus der Kopfschmerzsprechstunde herausgenommen und ich erlebe es jetzt gar nicht so selten, dass Patienten und Patientinnen mit CGRP-Antikörpern die Medikation freiwillig pausieren, weil sie wissen, dass sie jederzeit dazu zurückkommen können, und weil sie wissen, dass wir ihnen zutrauen, den Zeitpunkt der Pause oder das Absetzen der Medikation selbst zu entscheiden.

PROPHYLAXE IST EIN MARATHON, KEIN SPRINT

Oft erwarten Patienten von Migräne-Medikamenten etwas, was diese gar nicht leisten können. Sabrina, eine Patientin mit hochfrequenter episodischer Migräne, schreibt mir zwei Wochen nach der Verordnung von Galcanezumab eine etwas verzweifelt klingende E-Mail: »Ich habe heute schon wieder Migräne. Bisher hat sich überhaupt nichts an meiner Migräne-Frequenz geändert. Ich glaube, dass die CGRP-Antikörper bei mir gar nicht wirken. Was soll ich denn jetzt machen? Das war meine letzte Hoffnung.«

Womit Sabrina recht hat, ist, dass es Studien gibt, die zeigen, dass Galcanezumab und andere CGRP-Antikörper durchaus ab dem ersten Tag der Gabe wirken können. Aber bei den meisten tun sie das nicht. Es gibt viele Patienten, die Wochen auf ein Ansprechen der Therapie warten müssen. Von der unspezifischen Prophylaxe wie mit Amitriptylin, Betablockern, Flunarizin und Topiramat ist lange bekannt, dass man oftmals Wochen auf einen Effekt warten muss. Auch von Botox wissen wir, dass es sechs und manchmal auch neun Monate dauert, bis Patienten eine Verbesserung der Migräne bemerken.

Migräne-Prophylaxe ist fast nie ein Sprint, sondern ähnelt eher einem Marathon. Das heißt, man muss geduldig sein, bevor man Therapie-Effekte erwarten kann. Es kann auch ein Auf und Ab geben. Interessanterweise ist es sogar so, dass einige Patienten berichten, dass es direkt nach der Gabe des CGRP-Antikörpers in den ersten ein bis zwei Tagen noch einmal gehäuft zu Migräne kommt, bevor sich ein Therapie-Effekt einstellt. Auch das ist durchaus möglich und normal und kein Grund, in Panik zu verfallen.

Typisch ist, bessere und schlechtere Wochen zu haben, bevor sich längerfristig ein Therapie-Effekt einstellt. Deswegen ist es wichtig, ein Kopfschmerztagebuch zu führen, um nicht nur die letzten Tage beurteilen zu können, sondern den Verlauf der Migräne über mehrere Monate oder auch das ganze Jahr einschätzen kann. Das geht aus dem Gedächtnis heraus nur schlecht.

Ich antworte Sabrina, dass sie sich keine Sorgen machen soll: »Warten Sie ein bisschen ab. Wir haben eine sehr gute Chance, dass sich noch ein Therapie-Effekt einstellt.«

Fallbeispiel 34
Simon und die Frage, ob ein Antikörperwechsel sinnvoll ist

»Ist es eigentlich sinnvoll, zwischen den CGRP-Antikörpern zu wechseln?«, fragt Simon, ein 30-jähriger Patient mit einer hochfrequenten Migräne. »Ich habe gelesen, dass es vier unterschiedliche CGRP-Antikörper gibt. Wir haben jetzt Erenumab ein halbes Jahr ausprobiert, aber ich habe immer noch zehn bis zwölf Kopfschmerztage pro Monat und das schränkt mich doch deutlich ein.«

»Sie haben vollkommen recht«, antworte ich. »Wir haben in Deutschland die Möglichkeit, zwischen den CGRP-Antikörpern zu wechseln. Das kann im Einzelfall auch sinnvoll sein. Die CGRP-Antikörper unterscheiden sich pharmakologisch. So blockiert Erenumab den Rezeptor, während Fremanezumab, Galcanezumab und Eptinezumab das Molekül selbst blockieren. Etwa ein Drittel der Patienten reagiert auf den zweiten CGRP-Antikörper, wenn der erste nicht funktioniert hat. Wir können also gern einen Versuch machen und den Antikörper wechseln. Das ist übrigens auch dann sinnvoll, wenn der CGRP-Antikörper anfangs funktioniert hat, im Verlauf aber seine Wirksamkeit verliert. Es ist durchaus zu beobachten, dass es einzelne Patienten gibt, die über die Zeit eine abgeschwächte Wirkung des Antikörpers bemerken. Erst heute erzählte mir eine Patientin, dass sie die ersten sechs Monate unter der Therapie ganz begeistert von Erenumab war, nun aber wieder eine steigende Frequenz von Migräne-Attacken bemerkt.«

Warum das manchmal passieren kann, wissen wir nicht, denn eigentlich blockiert der Antikörper doch weiterhin das CGRP. In größeren Studien hat sich nie gezeigt, dass bei einem relevanten Anteil der Betroffenen die Wirksamkeit nachlässt. In der realen Praxis scheint das aber gar nicht so selten der Fall zu sein. Hier ist es dann sinnvoll, den Antikörper zu wechseln und eventuell nach ein paar Monaten wieder zum ursprünglichen Antikörper zurückzuwechseln. Auch hier ist unklar, warum das funktioniert. Es ergibt sogar Sinn, zwischen den CGRP-Liganden-Antikörpern zu wechseln, obwohl pharmakologisch eigentlich kein Unterschied besteht.

BEI RISIKEN UND NEBENWIRKUNGEN …

Nebenwirkungen sind bei CGRP-Antikörpern meistens kein großes Thema. Das heißt nicht, dass gar keine Nebenwirkungen auftreten können. Eine meiner Patientinnen berichtete mir kürzlich über vermehrte Müdigkeit, eine verschlechterte Temperaturregulation und Kurzatmigkeit. Aber all diese Fälle sind wirklich nur Einzelfälle und teilweise ist unklar, ob es wirklich einen Zusammenhang mit der Gabe von CGRP-Antikörpern gibt. Einige Nebenwirkungen sind jedoch durchaus typisch.

Eine ist eine allergische Reaktion auf den Antikörper. Das sieht man dann meist nur als geringfügige Rötung an der Injektionsstelle. Größere allergische Reaktionen sind dagegen Einzelfälle und Raritäten. Treten sie auf, sind sie meistens nicht allergische Reaktionen aufgrund des CGRP-Antikörpers, sondern wegen Beistoffen. Es kann deshalb sinnvoll sein, einfach den Antikörper zu wechseln.

Was durchaus häufiger zu beobachten ist, ist unter Erenumab eine Neigung zur Verstopfung. Das betrifft meistens vor allem die Patientinnen und Patienten, die bereits vorher Schwierigkeiten mit der Verdauung hatten. Kein Problem ist es dagegen überwiegend für diejenigen, die vorher eine gesunde Verdauung hatten. Manchmal ist es sogar gewünscht, wenn man beispielsweise im Rahmen einer chronischen Darmerkrankung oder eines Reizdarmsyndroms vermehrt unter Durchfall leidet und durchaus von der Obstipationsneigung profitiert.

Die Verstopfung als Nebenwirkung kann so stark werden, dass eine weitere Einnahme der Medikation nicht möglich ist. Wirken die Therapieversuche mit den typischen Substanzen gegen Verstopfung nicht, besteht meistens keine Möglichkeit, die Medikation fortzusetzen. Man kann leider nicht einfach die Abstände zwischen der Medikamentengabe ausdehnen und beispielsweise die Spritze nur alle sechs Wochen geben. Das Medikament wirkt dann nicht mehr ausreichend und die Patienten haben wahrscheinlich zwei bis drei Wochen wieder ihre normale Migräne – ohne eben die Wirksamkeit von Erenumab. Außerdem kann eine andauernde Verstopfung irgendwann schlimmstenfalls zu einem Darmverschluss führen. Solche Fälle sind aber eine absolute Rarität.

Was man in solch einem Fall versuchen kann, ist, die Medikation zu wechseln, und zwar von Erenumab auf einen anderen CGRP-Antikörper. Meist ist dann die Problematik der Verstopfung nicht mehr vorhanden, weil sie eher ein Problem bei den Rezeptor-Antikörpern zu sein scheint, nicht aber bei den Liganden-Antikörpern.

Eine weitere Nebenwirkung der CGRP-Antikörper, die allerdings nicht im Beipackzettel steht, ist Haarausfall. Als die ersten Patienten hiervon berichteten, dachte ich noch, dass es sich um einen Zufall handelt. Haarausfall ist ja gerade bei Frauen ein häufigeres Phänomen, als man denken würde, und kann ganz unterschiedliche Ursachen haben. Im Verlauf der Zeit hat sich gezeigt, dass diese Nebenwirkung zwar selten ist, aber ursächlich mit den CGRP-Antikörpern zusammenzuhängen scheint. Tritt sie auf, muss man entscheiden, wie stark einen der Haarausfall stört und ob der Therapie-Effekt groß genug ist, um diese Nebenwirkung in Kauf zu nehmen. Nach Absetzen der Medikation stoppt der Haarausfall normalerweise wieder. Auch hier ergibt gegebenenfalls der Versuch mit einem anderen Antikörper Sinn.

BOTOX: NICHT NUR GEGEN FALTEN

Onabotulinumtoxin A, besser bekannt als Botox, wird seit vielen Jahren nicht nur in der Schönheitsmedizin, sondern auch zur Behandlung von chronischer Migräne eingesetzt. Wie genau Botox wirkt, ist noch nicht in allen Einzelheiten verstanden, doch es gibt inzwischen gut belegte Erklärungsansätze: Man weiß, dass Botox die Freisetzung bestimmter Botenstoffe, unter anderem von CGRP, an den Nervenenden blockiert, die normalerweise Schmerzsignale weiterleiten. Dadurch werden diese Signale weniger stark ans Gehirn übermittelt. Außerdem sorgt Botox dafür, dass im zentralen Nervensystem weniger CGRP freigesetzt wird. Auf diese Weise wird die Empfindlichkeit gesenkt und die Entstehung von Migräne-Schmerzen abgeschwächt. Das ist übrigens das gleiche CGRP, das auch die CGRP-Antikörper hemmen. Ob Botox oder CGRP-Antikörper für einen Patienten besser geeignet sind, kann man vorher gar nicht sagen.

Fallbeispiel 35

Harald und die Blutverdünnung bei der Botox-Therapie

Harald ist für eine Therapie mit Onabotulinumtoxin in die Sprechstunde gekommen. Er leidet bereits seit vielen Jahren unter chronischer Migräne und die bisherigen Therapieversuche mit Amitriptylin und Metoprolol haben zu keiner Besserung geführt. »Es ist wirklich anstrengend«, sagt er. »Ich habe aktuell 20 Tage im Monat mit stärkeren Kopfschmerzen, teilweise so stark, dass ich nicht arbeiten gehen kann oder mich irgendwie hinschleppe. Aber auch an den übrigen Tagen habe ich ein Druckgefühl im Kopf, das kaum auszuhalten ist. Ständig habe ich Konzentrationsstörungen und bin auch ziemlich müde.«

Im Wartezimmer hat er bereits den Aufklärungsbogen für die Therapie mit Botulinumtoxin A gelesen. Wir klären alle Patienten vor einer entsprechenden Therapie noch einmal über die möglichen Nebenwirkungen von Botox auf. Theoretisch kann man auf das Mittel allergisch reagieren, was ich selbst aber noch nie gesehen habe und persönlich auch von niemandem gehört habe, dass es zu einer relevanten allergischen Reaktion gekommen ist. Im Aufklärungsbogen wird auch eine Schluckstörung erwähnt, die aber bei unserem Schema, das für Botox verwendet wird, nicht auftreten kann, weil man gar nicht in die Nähe von Muskulatur kommt, die für das Schlucken verantwortlich ist.

Ein Punkt, über den manche Patienten stolpern – und das tut auch Harald –, ist die Tatsache, dass wir danach fragen, ob eine blutverdünnende Medikation eingenommen wird. Das kann so etwas wie Aspirin sein oder auch eine Medikation wie Marcumar oder Rivaroxaban, also Medikamente, die das Blut noch dünner machen. »Ich nehme Xarelto für meine Herzrhythmusstörungen«, sagt Harald. »Geht die Therapie jetzt doch nicht?«

»Doch«, sage ich. »Das ist auch in Ihrem Fall möglich. Wir wollen es nur grundsätzlich vorher wissen, da man dann möglicherweise ein bisschen mehr blutet. Wir spritzen das Botox aber sehr oberflächlich direkt unter die Haut. Das heißt, wenn es da blutet, dann gibt es einfach nur einen blauen Fleck. Problematisch wäre es nur, wenn man in tiefere Schichten spritzen würde, weil man dort theoretisch größere Mengen Blut verlieren könnte. Das spielt aber bei der Botox-Therapie gegen Migräne überhaupt keine Rolle. Es ist kein Problem, auch bei vorheriger Therapie mit Aspirin oder anderen blutverdünnenden Medikamenten, die Botox-Therapie durchzuführen. Im schlimmsten Fall hat man ein paar Tage blaue Flecken auf der Stirn. Bei den meisten sieht man aber ehrlicherweise gar nichts.«

»Das beruhigt mich«, sagt Harald. »Ich hatte mich jetzt innerlich auf die Therapie eingestellt.«

Während CGRP-Antikörper sowohl bei episodischer als auch bei chronischer Migräne verwendet werden können, wenn zuvor die Therapie mit einer nichtspezifischen Prophylaxe wie Amitriptylin oder einem Betablocker nicht funktioniert hat, kann Botulinumtoxin A hingegen nur bei chronischer Migräne eingesetzt werden, also nur dann, wenn mindestens 15 Kopfschmerztage in den vergangenen drei Monaten vorliegen und davon acht die Migräne-Kriterien erfüllen. Die gesetzliche Krankenkasse übernimmt die Kosten für diese Therapie, wenn zuvor mindestens zwei prophylaktische Therapien erfolglos waren.

Fallbeispiel 36

Renate und die Frage, welche Prophylaxe gewählt werden soll

Renate sitzt vor mir in der Sprechstunde. Sie leidet unter einer chronischen Migräne mit deutlichen vestibulären Migräne-Anteilen, also Schwindelanteilen, und fragt mich, ob sie besser mit einer Therapie mit CGRP-Antikörpern oder mit Botulinumtoxin behandelt werden soll. Sie ist sehr verunsichert. Grundsätzlich erkläre ich ihr: »Beide Medikamente sind bei Ihnen möglich. Es gibt bislang keine sogenannten Head-to-Head-Studien, in denen beide Medikamente direkt verglichen wurden. Das heißt, wir kennen nur indirekte Daten zur Wirksamkeit, die man möglicherweise vergleichen kann. In der Praxis hat sich gezeigt, dass beide Medikamente ungefähr gleich wirksam sind, aber nicht alle Patienten sprechen gleichermaßen gut auf beide an. Genauere Daten darüber, wer von welchem Medikament besser profitiert, gibt es bislang nicht. Aus meiner klinischen Praxis gibt es jedoch die Erfahrung, dass Botox häufig besser bei der vestibulären Migräne und oft auch besser bei Dauerkopfschmerzen wirkt. Der CGRP-Antikörper dagegen wirkt besonders gut, wenn es klare Migräne-Attacken gibt, die einige Tage anhalten und dann wieder aufhören. Es liegen auch Wirksamkeitsdaten für vestibuläre Migräne vor, aber in der klinischen Praxis hat sich das bisher nicht bestätigt. Am Ende ist es so, dass man beide Medikationen ausprobieren muss, um dann sagen zu können, mit welcher man besser klarkommt, welche für einen besser funktioniert. Beide sind sehr nebenwirkungsarm, sodass der Einsatz mit ähnlich geringen Risiken verbunden ist. Bei Patienten mit starker Angst vor Spritzen ist es wahrscheinlich einfacher, einen CGRP-Antikörper einzusetzen. Liegt eine ausgeprägte Obstipation (Verstopfung) vor, bietet sich eher die Gabe von Botulinumtoxin A an. Bei aktuellem Kinderwunsch ist beides möglich, auch wenn man CGRP-AK mit Eintritt der Schwangerschaft absetzen muss.«

Renate entscheidet sich zunächst für die Therapie mit Botulinumtoxin A, insbesondere weil sie aktuell vor allem vom Schwindel gequält wird. »Wie funktioniert das jetzt genau mit der Gabe von Botox? Ist es wie beim Faltenwegspritzen?«

Eine solche Frage kommt häufig. »Im Prinzip funktioniert es ganz ähnlich. Wir spritzen an einigen anderen Stellen und die meisten Migräne-Patienten möchten nicht, dass man sieht, dass sie behandelt wurden. Das Schema für die Gabe von Botox wurde in verschiedenen Studien getestet. Bei der Anwendung spritzen wir meist an 31 Stellen an Stirn, Schläfen, Hinterkopf und im Schulter-Nacken-Bereich, die festgelegt sind. Dabei werden 155 Einheiten verwendet. Gespritzt wird mit einer dünnen Nadel, ähnlich wie bei der Akupunktur. Die Wirksamkeit setzt meist nach sechs bis acht Tagen ein und hält dann etwa zwei bis zweieinhalb Monate an. Deshalb muss die Therapie alle drei Monate wiederholt werden.«

Die meisten Betroffenen merken, ob die Medikation wirkt, da die Migräne-Attacken deutlich nachlassen. Wenn die Behandlung noch nicht ausreichend wirkt, empfehlen wir nach drei Monaten eine zweite und gegebenenfalls eine dritte Gabe nach weiteren drei Monaten. Falls es Patienten gibt, die erst dann ein gutes Therapie-Ansprechen zeigen, kann auch die Dosis noch einmal erhöht werden. Dann werden zusätzlich weitere Punkte nach einem sogenannten Follow-the-Pain-Konzept gespritzt, also dorthin, wo die Patienten vor allem Schmerzen empfinden. Funktioniert die Therapie gut, wird sie zunächst ein Jahr fortgeführt. Dann kann man versuchen, das Spritzintervall auf vier Monate zu verlängern, und schauen, ob die Betroffenen damit ebenfalls gut klarkommen. Sollte das der Fall sein, kann man einen Auslassversuch machen und die Therapie zumindest temporär pausieren.

»Das klingt ganz schön aufwändig«, sagt Renate. »Schaffen wir das denn heute noch? Es ist ja schon kurz vor vier.«

»Das bekommen wir hin. Die eigentliche Prozedur dauert maximal zwei Minuten«, erwidere ich.

»Ich habe ein bisschen Angst vor den Schmerzen beim Stechen«, meint Renate. »Da brauchen Sie sich nicht zu sehr ängstigen, weil ich weiß, dass alle Patienten gut damit umgehen, selbst diejenigen, die vorher gesagt haben, dass sie große Angst vor Spritzen haben«, antworte ich.

Ich hole die Medikation mit dem Botulinumtoxin A, aufgezogen auf drei Spritzen. 0,1 Milliliter sind dabei immer fünf Einheiten des Toxins. Auch das macht es einfacher, weil man nicht rechnen muss, wie viele Einheiten man gerade gespritzt hat, sondern einfach pro Injektion fünf Einheiten Botox gespritzt werden.

Zunächst spritze ich die Punkte auf der Stirn. Renate sieht nicht begeistert, aber auch nicht voller Schmerzen aus. Es folgen die Punkte im Bereich der Schläfen. »Das hört sich ja komisch an«, meint sie. »Es knistert ein bisschen beim Einstich.« »Ja, das ist die Haut, wenn man hineinspritzt. Das ist ganz normal«, sage ich. Es folgen die Punkte am Hinterkopf und im Schulter-Nacken-Bereich. Renate sieht ein bisschen angespannt aus, aber durchaus erleichtert. »So schlimm war es gar nicht«, sagt sie, während ich ihr mit einem Tupfer ein paar Blutströpfchen von der Stirn wische.

»Ich mache einfach in drei Monaten einen neuen Termin aus und wir schauen, ob es geholfen hat.« »Ganz genau. So machen wir das«, antworte ich ihr. Beim Hinausgehen dreht sie sich noch mal um. »Eine Frage hatte ich noch vergessen: Darf ich meine Akutmedikation mit Triptanen überhaupt noch einnehmen oder ist das verboten, wenn ich Botox verwende?« »Das ist überhaupt kein Problem«, antworte ich. »Sie dürfen weiterhin ganz normal bei Migräne-Attacken Ihre Triptane einnehmen. Es ist zu erwarten, dass diese seltener auftreten. Und sie sollten auch weniger intensiv sein.«

EIN LEBEN LANG MEDIKAMENTE?

Kläre ich Menschen mit Migräne über die Möglichkeiten einer medikamentösen Prophylaxe auf und spreche über Betablocker oder Antidepressiva, schauen sie mich oft mit großen, erschrockenen Augen an. Dauerhaft ein Medikament einzunehmen, erscheint den Betroffenen als große Einschränkung. Viele fühlen sich überhaupt erst durch eine dauerhafte Einnahme von Medikamenten als Patient. Deshalb ist es richtig, bereits bei Beginn einer Prophylaxe darüber zu reden, wie lange eine solche Medikation überhaupt eingenommen werden muss.

Bei Migräne ist es nämlich anders als bei anderen chronischen Erkrankungen. Beginnt man zum Beispiel bei einer Demenz mit einer Medikation, ist klar, dass es sich um eine lebenslange Einnahme handeln wird. Bei Migräne sieht die Situation ganz anders aus: Die Einnahme einer medikamentösen Prophylaxe – egal, welcher – ist nie dauerhaft geplant. Warum ist das so, obwohl es sich bei Migräne auch um eine chronische Erkrankung handelt?

Im Gegensatz zu vielen anderen chronischen Erkrankungen wird Migräne über das Leben hinweg nicht einfach nur schlimmer. Solche Erkrankungen brauchen natürlich eine dauerhafte Medikation. Migräne dagegen hat ihren Höhepunkt irgendwann zwischen dem 20. und 60. Lebensjahr. Danach wird sie deutlich besser oder hört sogar auf. Auch zwischen dem 20. und 60. Lebensjahr finden sich immer wieder Phasen, in denen Migräne gar nicht behandlungsbedürftig ist und man keine Medikation braucht. Deswegen ist eine Migräne-Prophylaxe nie auf Dauer angelegt. Normalerweise nimmt man die Medikation, sofern sie wirkt, sechs bis zwölf Monate ein. Danach versucht man, das Medikament zu pausieren und zu schauen, ob der Betroffene die Medikation überhaupt noch benötigt. In vielen Fällen muss die Medikation gar nicht weiter eingenommen werden.

Meiner Erfahrung nach entspannt es viele Patienten zu wissen, dass die Medikation nicht dauerhaft eingenommen werden muss und es sich nur um eine temporäre Medikation handelt.

Fallbeispiel 37
Lena und das Antidepressivum

»Ich werde auf gar keinen Fall ein Antidepressivum einnehmen!« Lena sitzt mit verschränkten Armen vor mir. Gerade habe ich ihr erklärt, dass eine medikamentöse Prophylaxe für sie eine geeignete Therapie sein könnte. Eine medikamentöse Prophylaxe setzt man dann ein, wenn nichtmedikamentöse Strategien nicht ausreichen, um die Migräne so weit zu reduzieren, dass ausreichend Lebensqualität besteht. Man kann die Frage der Lebensqualität nicht an einer spezifischen Zahl der Migräne- oder Kopfschmerztage festmachen, vielmehr ist es eine interne Kosten-Nutzen-Rechnung. Beeinträchtigt mich die Migräne so sehr, fühle ich mich durch sie so gequält, dass es mir das wert ist, ein Medikament zur Vorbeugung einzunehmen? Die Schwelle liegt da für jeden an einer anderen Stelle. »Auf gar keinen Fall ein Antidepressivum«, sagt Lena noch mal.

Ich bin große Anhängerin vom sogenannten *Shared Decision Making*. Dabei geht es darum, mit Patienten gemeinsam ein

Therapiekonzept zu entwickeln. Gerade bei Migräne ist es überhaupt nicht sinnvoll, Betroffenen Medikamente aufzuschreiben, vor denen sie Angst haben oder die sie aus anderen Gründen nicht annehmen möchten. Am Ende nehmen sie sie nämlich einfach nicht ein und belügen im Zweifel noch ihren Arzt darüber. Ich respektiere es deshalb zu 100 Prozent, wenn Patienten die Einnahme eines bestimmten Medikaments ablehnen. Allerdings finde ich es extrem wichtig zu verstehen, warum es abgelehnt wird. Häufig sind es nämlich falsche Ängste, die Patienten davon abhalten, ein Medikament auszuprobieren, was ihnen potenziell sehr gut helfen könnte.

Lena leidet zusätzlich zu ihrer Migräne unter ausgeprägten Schlafstörungen. Für sie könnte zum Beispiel das Antidepressivum Amitriptylin eine sehr gute Behandlungsoption sein. »Warum möchten Sie das Amitriptylin nicht einnehmen?«, frage ich Lena. Sie schaut mich entgeistert an. »Ich möchte kein Medikament einnehmen, das meine Persönlichkeit verändert. Ich möchte weiterhin ich bleiben. Außerdem bin ich ja auch gar nicht depressiv.«

»Amitriptylin kommt zwar aus der Gruppe der Antidepressiva, in der Dosierung, wie es bei Migräne eingesetzt wird, ist es jedoch nicht antidepressiv wirksam«, erkläre ich ihr. »Für eine Migräne reichen häufig schon 10 Milligramm, für eine Depression braucht man über 100 Milligramm. Amitriptylin wird nichts an Ihrer Persönlichkeit ändern. Die größte Nebenwirkung, die in dieser Dosierung besteht, ist die Müdigkeit, die das Medikament verursacht. Diese Müdigkeit ist aber durchaus gewollt, weil sie vielen Betroffenen gegen zusätzlich bestehende Schlafstörungen hilft.«

Mittlerweile sieht Lena bereits deutlich entspannter aus. Sie beginnt zu verstehen, warum ich ihr Amitriptylin als Prophylaxe vorgeschlagen habe. Ich überrede meine Patienten nicht, bestimmte Medikamente auszuprobieren. Aber ich lege ihnen zumindest die Fakten auf den Tisch, warum eine bestimmte Medikation für sie besonders geeignet ist. »Wenn Nebenwirkungen auftreten, können Sie Amitriptylin jederzeit absetzen, ohne vorher mit mir Rücksprache zu halten. Aber ob Nebenwirkungen auftreten oder nicht, sehen wir erst, wenn Sie das Medikament einnehmen.«

Wir beschließen gemeinsam, einen Versuch mit Amitriptylin zu starten. Dabei lasse ich meinen Patienten immer die Option offen, sich auch zu Hause nach reiflicher Überlegung noch mal anders zu entscheiden. Wichtig ist, dass meine Patienten zu mir als Ihrer Ärztin ein Vertrauensverhältnis haben und sich auch trauen zu sagen, dass sie eine Medikation nicht möchten oder nicht eingenommen haben.

Fallbeispiel 38

Luisa und die Frage der Kombinationstherapien

Luisa, eine kleine, zierliche Frau im Alter von etwa 40 Jahren, sitzt vor mir. Wir hatten vor etwa vier Monaten mit einer Therapie mit Amitriptylin als Migräne-Prophylaxe begonnen. »Wie geht es Ihnen jetzt?«, frage ich sie. Sie schaut mich kurz an, dann antwortet sie: »Mein Schlafrhythmus hat sich deutlich verbessert, seitdem ich das Amitriptylin einnehme. Früher habe ich stundenlang wach gelegen und bin morgens häufig sehr zerschlagen aufgewacht.« Schlafstörungen sind bei Migräne-Patienten sehr häufig. Gerade in der Perimenopause, in der sich Luisa wahrscheinlich befindet, wird es mit dem Schlafen häufig noch viel schlechter. Schlechter Schlaf wirkt sich auch negativ auf die Migräne aus. »So gesehen geht es mir jetzt schon besser«, sagt Luisa. »Aber leider hat sich noch nichts an der Migräne geändert.« Bei vielen reicht die Gabe von Amitriptylin aus, um Migräne deutlich zu verbessern. Luisa leidet jedoch immer noch unter zehn bis zwölf Migräne-Tagen pro Monat. »Ich habe leider weiterhin Schwierigkeiten, mich um meine Familie zu kümmern. Auch im Job ist es schwierig mit so vielen Migräne-Tagen. Selbst wenn ich jetzt deutlich besser schlafe, muss ich das Amitriptylin absetzen, wenn ich etwas Neues ausprobieren möchte?«

»Nein«, antworte ich. »Wir können gern die Therapie mit dem Amitriptylin fortsetzen, allein weil es die Schlafstörungen bessert, und zusätzlich mit einer weiteren Migräne-Prophylaxe beginnen. Das ist überhaupt kein Problem und wird von der Krankenkasse erstattet. Jetzt müssen wir überlegen, welche Migräne-Prophylaxe für Sie infrage kommt. Mittel der ersten Wahl wäre sicherlich ein monoklonaler Antikörper. Dieser wird von der Krankenkasse nach einer Vortherapie erstattet. Alternativ könnte man aber auch prophylaktisch Medikamente wie Topiramat, Flunarizin oder einen Betablocker in Kombination mit Amitriptylin einsetzen.«

Grundsätzlich sollte natürlich versucht werden, die Migräne an sich nur mit einer Prophylaxe zu behandeln, da das in den meisten Fällen die wenigsten Nebenwirkungen verursacht. Wie bei Luisa kann es aber sinnvoll sein, aus anderen Gründen eine zusätzliche Migräne-Prophylaxe durchzuführen.

EINGRIFF INS IMMUNSYSTEM?

Hört man den Begriff »Antikörper«, denkt man oft, dass es sich um eine Substanz handeln muss, die im Immunsystem wirksam ist. Deshalb entstehen häufig Missverständnisse über die CGRP-Antikörper.

Fallbeispiel 39

Volker und das Cortison

Ein Patient erzählt mir, dass er gehört hat, dass der CGRP-Antikörper nicht wirkt, wenn er zusätzlich Cortison einnimmt. Aufgrund einer Autoimmunerkrankung ist er allerdings immer wieder darauf angewiesen. Volker ist nun sehr verunsichert: »Ist es dann überhaupt sinnvoll, die Therapie mit dem CGRP-Antikörper fortzusetzen?«

»Funktioniert sie denn?«, frage ich ihn.

»Eigentlich funktioniert sie sogar sehr gut. Ich habe deutlich weniger Migräne-Tage im Monat als vorher.«

Das wundert mich ehrlicherweise nicht, denn die CGRP-Antikörper sind zwar pharmakologisch Antikörper, aber nicht im Immunsystem wirksam. Es ist also unproblematisch, gleichzeitig Cortison einzunehmen. Der Gedanke mit dem Cortison stammt aus einem ganz anderen Bereich, nämlich aus dem Bereich der Impfungen: Bei einer Impfung möchte man häufig keine zusätzliche Therapie mit Cortison durchführen, weil die Impfreaktion gehemmt wird oder ganz ausbleibt. Cortison hemmt nämlich das Immunsystem, was benötigt wird, um den Impfstoff wirksam werden zu lassen. Bei den CGRP-Antikörpern sieht die Situation ganz anders aus: Das Medikament muss nicht im Körper aktiviert werden, es ist bereits aktiviert. Es besteht also keine Interaktion mit dem Immunsystem.

Am Universitätsklinikum Essen gibt es neben meiner Kopfschmerzambulanz ein großes Zentrum für Multiple Sklerose (MS), eine entzündliche Erkrankung des Zentralnervensystems. Viele der Betroffenen sind junge Frauen, die öfter, als man denken mag, auch unter Migräne leiden. Es gibt bisher keinen Hinweis auf einen kausalen Zusammenhang, dass Migräne MS verursacht oder dass MS irgendwie mit einem erhöhten Risiko für Migräne einhergeht. Allerdings konnten wir in einer eigenen Studie zeigen, dass Multiple Sklerose bei Patientinnen mit Migräne häufig früher diagnostiziert wird. Das liegt daran, dass bei ihnen aufgrund der wiederkehrenden Kopfschmerzen früher eine MRT gemacht wird, durch die dann die MS-Diagnose gestellt werden kann.

Fallbeispiel 40

Kathrin und Migräne kombiniert mit Multipler Sklerose

Kathrin ist eine Patientin aus der Multiple-Sklerose-Sprechstunde. »Ich kenne Migräne schon seit vielen Jahren, ungefähr seit ich 13 bin«, sagt sie. »Mittlerweile bin ich 40 Jahre alt. Bislang bin ich ganz gut mit der Migräne zurechtgekommen. Im Rahmen der MS wurde nun jedoch ein Antikörper eingesetzt. Seitdem habe ich nicht nur fünf Migräne-Tage pro Monat, sondern eher zehn bis 15. Das schränkt meine Lebensqualität doch erheblich ein.«

Es ist gar nicht so selten, dass andere medikamentöse Therapien, zum Beispiel gegen Multiple Sklerose, die Migräne verändern können. Das kann sich positiv, aber auch negativ bemerkbar machen, wie es bei Kathrin der Fall ist.

»Kann ich denn überhaupt eine Therapie mit einem CGRP-Antikörper machen?«, fragt sie mich. »Schließlich ist das ein Antikörper, der möglicherweise auch Einfluss auf die Multiple Sklerose nimmt.«

»MS ist ja eine Autoimmunerkrankung. Auch wenn der CGRP-Antikörper ein Antikörper ist, ist er nicht im Immunsystem wirksam. Das heißt, er reduziert nicht die Immunantwort und hat somit keinen Einfluss auf die Multiple Sklerose. Nach der Gabe ist man auch nicht immunsupprimiert. Der CGRP-Antikörper wurde häufig als Impfung bezeichnet, auch das ist formal nicht korrekt, da er den Körper nicht dazu anregt, eine Immunantwort zu produzieren, die als Impfung bezeichnet werden könnte. Der CGRP-Antikörper blockiert genau das, was in seinem Namen steht: den CGRP-Rezeptor. Der Vorteil dabei ist, dass das sehr spezifisch ist.«

»Kann ich zusätzlich zu meinem anderen Antikörper noch einen zweiten Antikörper nehmen?«, fragt Kathrin. »Ich habe Bedenken, dass ich dann zu viele Antikörper in meinem Körper habe.«

»Das ist kein Problem«, erwidere ich. »Schließlich haben wir durch den Kontakt mit vielen Viren und Bakterien in unserer Umwelt Tausende von Antikörpern in unserem Organismus. Ein weiterer Antikörper macht also überhaupt keinen Unterschied. Der Vorteil der zielgerichteten Antikörper ist gerade, dass sie nicht mit anderen Medikamenten interagieren, sodass eine problemlose Einnahme auch mit anderen Antikörpern möglich ist. Das gilt genauso für Antikörper, die im Rahmen von rheumatologischen Erkrankungen oder anderen Autoimmunerkrankungen gegeben werden.« Kathrin und ich beschließen, bei ihr mit einer CGRP-Antikörper-Therapie zu beginnen und zu schauen, ob dadurch ihre Migräne deutlich verbessert werden kann.

EINE LÖSUNG FÜR IMMER?

Nicht immer wirken medikamentöse Prophylaxen dauerhaft. Manchmal verlieren sie im Verlauf ihre Wirksamkeit. Wir wissen heute aber noch nicht genau, warum das so ist. Doch es gibt auch viele Patienten, die über Jahre die gleiche gut funktionierende Migräne-Prophylaxe verwenden.

Fallbeispiel 41
Doreen und wenn plötzlich die Prophylaxe nicht mehr wirkt

Doreen, eine Migräne-Patientin, die schon viele Jahre bei uns in Behandlung ist, sitzt nach einem längeren Zeitintervall wieder mal vor mir in der Sprechstunde. In den vergangenen drei Jahren hatte ich sie nur noch sporadisch gesehen. Wir hatten eine Prophylaxe mit einem CGRP-Antikörper begonnen und dadurch hatte sich die Migräne erheblich verbessert. Vorstellungsbesuche waren eigentlich nur notwendig gewesen, um sie mit der notwendigen Medikation zu versorgen, weil die niedergelassenen Kollegen doch sehr zurückhaltend mit der Ausstellung bestimmter Rezepte sind. Nun sitzt sie aber vor mir und berichtet, dass die Therapie mit dem CGRP-Antikörper nicht mehr denselben Effekt hat.

»Ich war so glücklich, dass ich endlich ein Medikament gegen meine Migräne gefunden habe. Ich hatte eigentlich nur noch vereinzelte Krankheitstage und dachte irgendwie schon, dass ich das Thema ›Migräne‹ für mein Leben abhaken kann. Seit einigen Wochen schlägt die Migräne aber wieder voll zu. Ich habe praktisch jeden Tag Kopfschmerzen und dann immer wieder auch schlimme Schmerzen. Kann es sein, dass der CGRP-Antikörper einfach nicht mehr wirkt?«

Ich schaue sie an und erwidere: »Es ist vollkommen normal, dass auch das beste Medikament mal eine Zeit lang nicht wirkt, vor allem, wenn im Leben plötzlich neuer Stress aufgetreten ist oder sich die Lebenssituation stark verändert hat. Deshalb kann man, wenn die Migräne sich mal kurzfristig verändert – mit kurzfristig meine ich ein bis drei Monate –, durchaus entspannt bleiben und erst mal abwarten. Die Langzeitstudien über nun fünf Jahre mit CGRP-Antikörpern zeigen, dass bei einem Großteil der Patienten die Wirksamkeit nicht nachlässt, wenn der Antikörper am Anfang gut gewirkt hat. In der Praxis sehen wir solche Fälle allerdings öfter mal. Sie sind nicht die Einzige, bei der der Antikörper plötzlich nicht mehr richtig funktioniert. Bei vielen ist das schon im ersten Jahr der Fall, bei anderen aber auch erst nach einer gewissen Zeitspanne. Wir wissen nicht genau, was die Ursache dieses Wirkverlustes ist. Die Strategie kann nun ganz unterschiedlich sein. Wir können einen anderen CGRP-Antikörper ausprobieren. Wir können aber auch eine nichtspezifische Medikation ausprobieren und später wieder zum CGRP-Antikörper zurückwechseln. Die positive Nachricht ist: Wenn eine Prophylaxe mal gut gewirkt hat, ist die Wahrscheinlichkeit, dass wir noch etwas finden, was sehr gut wirkt, ziemlich groß.«

»Ich hatte schon ziemlich viel Stress in den vergangenen Wochen«, sagt Doreen. »Vielleicht hängt es wirklich damit zusammen. Ich glaube, wir warten erst mal ab, bevor wir die gesamte Medikation umwerfen. Bislang hat es ja sehr gut funktioniert – und eigentlich vertraue ich dem CGRP-Antikörper weiterhin.«

»Dann machen wir das erst mal so und Sie melden sich, falls es doch nicht besser wird«, sage ich zu ihr.

Eine Prophylaxe hat nicht nur Einfluss auf Häufigkeit und Schwere der Attacken, sondern kann auch die Wirksamkeit der Akuttherapie verändern. Leider nicht immer nur zum Guten.

Fallbeispiel 42
Nina und der Wirkverlust der Schmerzmittel

Nina sitzt vor mir in der Sprechstunde. Vor wenigen Monaten haben wir mit einer Therapie mit dem CGRP-Antikörper Galcanezumab begonnen. Die Therapie funktioniert sehr gut für Nina. Sie hat nur noch fünf Migräne-Attacken pro Monat statt zwölf, die es vorher waren – auf dem Papier also ein sehr gutes Therapie-Ansprechen. Im Gespräch fällt mir jedoch sofort auf, dass sie mit der Therapie unzufrieden zu sein scheint. Manchmal ist das der Fall, wenn Patienten zu hohe Erwartungen an das Medikament haben, zum Beispiel eine komplette Heilung erwarten. Es können aber auch andere Gründe vorliegen – und deshalb ist es sinnvoll, genauer nachzufragen.

»Was ist die Ursache Ihrer Unzufriedenheit? Warum sind Sie nicht zufrieden mit der Therapie?«, frage ich sie.

»Ja, auf dem Papier sieht das jetzt alles viel besser aus, weil ich formal weniger Tage mit Migräne habe. Aber leider gibt es ein für mich doch großes Problem: Seitdem ich Galcanezumab spritze, wirkt meine Akutmedikation mit Sumatriptan nicht mehr. Ich habe es jetzt mehrfach versucht. Vorher war es wirklich eine sichere Bank, dass ich anderthalb Stunden nach der Einnahme von Sumatriptan wieder vollkommen einsatzbereit war und auch im Job wieder funktioniert habe. Jetzt dauert es viele Stunden und ich muss mich fast immer hinlegen. Ganz oft habe ich mich jetzt krankschreiben lassen müssen für den Tag – das war vorher nicht so. Ich hatte vorher zwar mehr Kopfschmerztage, aber die konnte ich mit Sumatriptan sehr gut durchbrechen.«

Diese Beobachtung ist etwas, was unter Therapien mit CGRP-Antikörpern vorkommen kann. Bei der Mehrzahl der Patienten wirkt die Akutmedikation mit Triptanen unter fortgesetzter Therapie mit Antikörpern. Aber bei einigen hört die Wirksamkeit des Triptans plötzlich vollkommen auf. Warum das so ist, wissen wir noch nicht genau. Es könnte jedoch sein, dass bei den Patienten, bei denen der CGRP-Mechanismus eine besonders große Rolle spielt, dieser Mechanismus durch den Therapie-Antikörper blockiert wird und sich dadurch die Wirksamkeit verflüchtigt. In vielen Fällen verbessert eine Prophylaxe mit CGRP-Antikörpern oder mit nichtspezifischen Prophylaxen wie Amitriptylin, Betablockern, Topiramat oder Botulinumtoxin A jedoch die Wirksamkeit der Akutmedikation erheblich. Gerade bei der Therapie mit Botox berichten viele Betroffene, dass die Anzahl der Kopfschmerztage zwar nicht so stark reduziert wurde, aber plötzlich das eingesetzte Triptan hilft.

»In Ihrem Fall ist es sinnvoll, ein anderes Akutmedikament auszuprobieren, vielleicht auch ein anderes Triptan. Möglicherweise handelt es sich nicht um einen Klasseneffekt, der für alle Triptane gilt, sondern nur die Wirksamkeit einzelner Triptane ist eingeschränkt. Auch könnte es hilfreich sein, die Prophylaxe zu wechseln, beispielsweise von einem CGRP-Antikörper auf einen anderen Antikörper.«

Am Ende muss jeder Patient selbst abwägen, was für ihn besser oder schlechter funktioniert. Manchmal entscheidet man sich dann gegen einen CGRP-Antikörper und für eine wirksame Akutmedikation – das kann aber letztlich nur der Betroffene allein, natürlich mit Unterstützung der Ärztin oder des Arztes.

INVASIVE CORTISON-GABE ALS MÖGLICHKEIT

In der Kopfschmerztherapie sind wir meistens nicht sehr invasiv, das heißt, es gibt nicht viele Therapien, bei denen eine Spritze benötigt wird. Chirurgen würden uns wahrscheinlich auslachen, dass wir so etwas schon als invasive Therapie bezeichnen. Eine dieser invasiven Therapien ist die sogenannte Okzipitalis-Nervenblockade. Dabei spritzt man eine Mischung aus einem Lokalanästhetikum und Cortison an die Austrittsstelle des Nervus occipitalis am Hinterkopf. Das sind jeweils zwei Injektionsstellen, einmal für den großen Hinterhauptnerv und einmal für den kleinen Hinterhauptnerv. Der Nervus occipitalis hat enge Kontakte und Verschaltungen mit dem Nervus trigeminus, der bei der Entstehung von Kopfschmerzen eine wesentliche Rolle spielt. Durch eine Blockade des Hinterhauptnervs kann man Einfluss auf die Kopfschmerzerkrankung nehmen. Neuere Daten zeigen, dass die Nervenblockade zum Beispiel bei chronischer Migräne oder einem Status migraenosus, bei dem die Migräne länger als 72 Stunden anhält, eine durchaus interessante Therapie-Option sein kann. Auch in der Schwangerschaft kann das eine erfolgversprechende Möglichkeit sein. Außer bei der Migräne wird sie auch beim Cluster-Kopfschmerz eingesetzt. Der Vorteil der lokalen Gabe von Cortison ist, dass nur wenig davon ins Gesamtsystem gelangt und die Nebenwirkungen deutlich geringer sind im Vergleich zur Cortison-Gabe über die Vene oder als Tabletten. Meistens verspürt man direkt nach der Gabe ein Taubheitsgefühl am Hinterkopf; nach etwa einem Tag hört dieses auf und die Wirkung der Medikation setzt ein. Grundsätzlich kann man dieses Verfahren alle zwei Wochen wiederholen. Allerdings sollte man nach einigen Wochen eine Pause einlegen, da es sonst durch die ständige Gabe von Cortison zu einer lokalen Knochenerweichung kommen kann. Die Injektion selbst ist ein bisschen schmerzhaft, aber durchaus auszuhalten. Das Unangenehme ist häufig, dass eine relativ große Volumenmenge lokal gespritzt wird, sodass ein Druckgefühl am Hinterkopf entsteht. Die Austrittsstelle des Nervus occipitalis findet man übrigens sehr gut selbst: Streicht man über den Hinterkopf, findet man eine Erhebung, die sogenannte Protuberantia occipitalis externa. In ihr findet man zwei kleine Löcher. Wenn man auf dieser Erhebung herumdrückt, stößt man auf Stellen, die etwas schmerzempfindlicher sind als der übrige Hinterkopf. Das sind die Austrittsstellen, die man bei dieser Okzipitalis-Nervenblockade erreichen möchte.

Viele Neurologen können diese Injektion vornehmen, aber auch Schmerztherapeuten und Anästhesisten (Narkoseärzte).

GESUNDER LEBENSSTIL BEI MIGRÄNE IST INDIVIDUELL

Schaut man in sämtliche Ratgeber oder liest in Internetforen, wird dort immer von einem gesunden Lebensstil gesprochen, den man gegen Migräne, aber auch für das sonstige Leben führen soll. Oftmals bleibt im Dunkeln, was genau dieser gesunde Lebensstil sein soll, oder es werden radikale Ideen vertreten oder obskure Produkte verkauft.

Fallbeispiel 43

Lea und die Herausforderungen des Lebens

Lea ist seit zwei Jahren meine Patientin und leidet unter chronischer Migräne. Außerdem hat sie vor anderthalb Jahren eine Tochter bekommen und ist seit sechs Monaten wieder in ihrem alten Job als Unternehmensberaterin tätig. »Ich habe meine Stelle auf 70 Prozent reduziert, damit ich das überhaupt alles zu Hause hinbekomme, aber es ist trotzdem ziemlich schwierig. Meine Migräne hat sich unglaublich verschlechtert, nachdem ich abgestillt habe. Ich habe wieder um die 20 Kopfschmerztage im Monat und schaffe es kaum, mich an die zehn Einnahmetage zu halten. Meine Schwiegermutter sagt immer, dass ich Sport machen soll, weil das bekanntlich gegen Migräne hilft, und dass ich selbst schuld bin, dass es jetzt wieder so schlimm geworden ist. Aber ehrlicherweise bin ich so müde, wenn ich abends nach Hause komme, dass ich froh bin, wenn ich mich um meine Kleine kümmern kann. Und an Sport auf dem Spielplatz ist überhaupt nicht zu denken. Ich mache einmal die Woche ein bisschen Yoga, zusammen mit einer Freundin, aber das reicht natürlich überhaupt nicht aus. Ich verstehe schon, dass ich selbst schuld bin, dass es jetzt so schlecht geworden ist, aber ich kann es gerade einfach nicht ändern.«

Das, was Lea passiert ist, passiert leider immer noch vielen Menschen mit Migräne. Alle drumherum wissen, warum der- oder diejenige Migräne hat und was man alles an guten Dingen besser machen könnte. Bei keiner anderen Erkrankung wird dem Betroffenen so sehr die Schuld für das Leiden gegeben wie bei Migräne. Ein Patient mit Bluthochdruck erzählt mir eigentlich nie, dass ihm alle Nachbarn schon gute Tipps gegeben hätten, wie man den Blutdruck besser einstellen könnte. Dabei gibt es beim Blutdruck wirklich harte Fakten, dass Gewichtsreduktion und Sport zu einer deutlichen Besserung führen.

So einfach ist das bei Migräne nicht. Ich habe viele Patientinnen und Patienten, die ein unglaublich gesundes Leben führen und trotzdem schwere Migräne-Attacken haben. Das mit der Migräne ist nicht einfach Mathematik. Wir rechnen nicht einfach Fehlverhalten auf und daraus resultiert die Schwere der Migräne. Ganz viel können wir nicht beeinflussen, aber was wir beeinflussen können, ist, ob wir uns von der Umwelt ein schlechtes Gewissen machen lassen.

»Lea, Sie tun doch mehr, als das, was überhaupt von Ihnen zu erwarten wäre«, sage ich zu ihr. »Jetzt ist gerade eine Zeit in Ihrem Leben, wo Sie sich um Familie und Ihren Job kümmern müssen. Da ist vielleicht gerade kein Platz für Sport, das ist vollkommen in Ordnung. Schauen Sie trotzdem, ob Sie vielleicht mehr Zeit für sich haben können, weil auch Ihre Tochter und Ihr Job mehr davon haben, wenn es Ihnen generell gut geht und Sie ausgeglichen sind. Und wenn sich Ihre Schwiegermutter unbedingt einmischen möchte, dann könnte man doch überlegen, ob sie Ihre Tochter einen Abend in der Woche betreut, sodass Sie Zeit haben, etwas für sich zu tun. Wichtig ist, dass Sie den geeigneten Weg für sich selbst finden. Es kann Ihnen von außen niemand sagen, was im Augenblick für Ihren Lebensstil das Beste ist. Sie müssen schauen, was Ihnen liegt und was mit Ihren Ansprüchen und Anforderungen des Lebens möglich ist. Es hilft überhaupt nicht, ununterbrochen darüber nachzudenken, was man alles nicht schafft. Feiern Sie, was möglich ist. Das ist für den Moment absolut genug.«

Ich empfehle immer wieder einen gesunden Lebensstil und versuche, das mit Leben zu füllen. Ein Lebensstil, der der Migräne gut tut, ist keine »One fits all«-Lösung. Es gibt kein Rezept für ein Leben, das für jeden Migräne-Patienten gleichermaßen funktioniert. Außerdem muss ein Lebensstil immer an die Gegebenheiten angepasst werden. Es nützt nichts zu wissen, dass man acht Stunden Schlaf pro Nacht braucht, wenn man ein Baby hat, das alle zwei Stunden wach wird.

Ein optimaler Lebensstil, der einem Migräne-Gehirn sicherlich guttut, ist Regelmäßigkeit: Regelmäßigkeit beim Essen, beim Schlafen und beim Trinken. Das heißt nicht, dass jeder um dieselbe Uhrzeit aufstehen muss, sondern dass man seinen eigenen Rhythmus finden muss, mit dem man sich wohlfühlt. Das heißt auch nicht, dass man nicht fasten oder Mahlzeiten auslassen darf. Man wird schnell merken, ob das ein Punkt ist, der für einen selbst eine große, kleine oder gar keine Rolle spielt.

Ein Punkt, der immer wieder diskutiert wird, ist die richtige Ernährung bei Migräne. Es gibt keine klare Migräne-Diät, darüber sind sich alle Experten einig, denn sonst hätten die Millionen Betroffenen schon längst das richtige Essen herausgefunden, mit dem man beschwerdefrei ist. Aus meiner Sicht geht es darum, eine ausgewogene Ernährung mit wenig verarbeiteten Lebensmitteln zu leben. Ob man dann vegetarisch, vegan oder mit Fleisch und Fisch isst, ist praktisch egal. Wichtig ist zu schauen, mit welcher Ernährungsform man selbst gut klarkommt. Es ist überhaupt nicht sinnvoll, eine Low-Carb-Ernährung zu probieren, wenn man weiß, dass man regelmäßig Kohlenhydrate essen muss, um sich wohlzufühlen. Ich habe Patienten behandelt, die sich in schwerste Migräne-Attacken hineingejagt haben, nur um ein bestimmtes Ernährungskonzept einzuhalten.

Bei der Ernährung müssen wir lernen, wieder auf unsere eigene Intuition zu achten. Welches Nahrungsmittel macht mir keine Bauchschmerzen? Mit welchem Nahrungsmittel habe ich mehr Energie? Jegliche einseitige Ernährungsform, zum Beispiel eine ketogene Diät, würde ich aus persönlicher Sicht meiden, aber nur deshalb, weil ich eine große Anhängerin der Vielfalt im Essen bin. Wenn man persönlich gut mit ketogener Ernährung zurechtkommt, besteht jedoch kein Grund, auf eine andere Ernährungsform umzustellen.

Sicher ist es sinnvoll, auf eine ausreichende Trinkmenge zu achten. Doch selbst hier muss man sich nicht sklavisch an irgendwelche Literaturangaben halten. Eher geht es darum, dass man trinkt, wenn man Durst hat, und darauf achtet, nicht stundenlang ohne Flüssigkeitszufuhr zu verbringen. Auch hier ist wichtig, auf den eigenen Körper zu achten und nicht blind irgendwelchen Konzepten zu folgen.

Zudem wird immer wieder sportliche Betätigung für einen gesunden Lebensstil empfohlen. Aus meiner Sicht ist es sinnvoll, den Sport zu machen, der einem gefällt. Das kann Ausdauersport oder Krafttraining sein. Ich persönlich würde mit Migräne nicht unbedingt boxen gehen – wegen der Gefahr von Schlägen auf den Kopf, die Migräne verschlechtern können. Aber ansonsten glaube ich daran, dass der beste Sport der ist, den man mag und macht. Wenn man mit schlechter Laune joggen geht, nur weil man glaubt, dass das gegen Migräne hilft, verschlechtert es die Gesamtsituation sogar eher.

Ich bin außerdem eine große Anhängerin von Bewegung im Alltag. Meine Assistenzärztinnen und -ärzte wissen, dass mit mir Treppen gelaufen werden »müssen«. Unsere Station ist im vierten Stock und das kann über den Tag ein großes Pensum an Treppenstufen sein. Ich bin sehr davon überzeugt, dass diese Alltagsbewegungen unglaublich wichtig sind. Man kann versuchen, auf dem Weg zur Arbeit eine Haltestelle früher auszusteigen, um dann ein paar Schritte mehr zu gehen. Man kann abends noch eine Runde um den Block gehen. All diese Dinge tragen schon erheblich zur notwendigen Bewegung im Rahmen eines gesunden Lebensstils bei.

Natürlich ist Stressreduktion ungeheuer wichtig, aber sie ist genauso kompliziert und schwierig umzusetzen wie das Wort selbst. Einigen hilft Entspannungstraining wie progressive Muskelrelaxation, Yoga oder Meditation. Dafür muss man aber gemacht sein, das heißt, es muss mit Freude und Regelmäßigkeit durchgeführt werden. Es kann auch bedeuten, dass man sich Zeit nimmt, ein gutes Buch zu lesen oder einen Waldspaziergang zu machen. Dieses permanente Unter-Strom-Stehen ist aus meiner Sicht einer der Hauptpunkte, die zu einem ungesunden Lebensstil beitragen. Hier muss man individuell schauen, wie man positiv Einfluss auf diesen Faktor nehmen kann. Doch es gibt kein Patentrezept, das für alle gilt. Vielleicht heißt das, Konflikte auf der Arbeit zu lösen. Vielleicht heißt es aber auch, die Streitigkeiten mit dem Partner in eine klare Richtung zu lenken.

Schlussendlich halte ich regelmäßigen und erholsamen Schlaf für ungeheuer wichtig. Das hängt natürlich alles zusammen: Wenn ich sehr gestresst bin, schlafe ich nicht gut. Dadurch entsteht weiterer Stress und damit auch wieder mehr Migräne. Zusätzlich können hormonelle Veränderungen wie beginnende Wechseljahre zu Schlafstörungen beitragen, die man dann mitbehandeln sollte.

Generell geht es beim gesunden Lebensstil darum, seine innere Mitte zu finden, der zu sein, der man ist, und so weit wie möglich das Leben zu führen, das man führen möchte. Im konkreten Einzelfall hat jeder Mensch natürlich ganz unterschiedliche Präferenzen.

NICHTMEDIKAMENTÖSE THERAPIE-OPTIONEN

Oft erlebe ich Patienten, die nach nichtmedikamentösen Therapie-Optionen für Migräne suchen. Eine Möglichkeit, der sich zunehmend die Wissenschaft zuwendet, ist die Neuromodulation. Hierbei geht es darum, durch Strom oder andere Verfahren die »Software« des Gehirns dahingehend zu beeinflussen, dass weniger oder keine Migräne-Attacken auftreten oder dass eine laufende Migräne-Attacke unterbrochen wird. Das klingt beim ersten Hören natürlich unglaublich verlockend, aber es ist immer noch schwierig, gute und zuverlässige Verfahren zu entwickeln, weil letztlich immer noch unklar ist, wie genau Migräne überhaupt funktioniert.

Grundsätzlich unterscheidet man zwei Arten der Neurostimulation: die invasiven und die nichtinvasiven Stimulationsmethoden. Ich persönlich würde von invasiven Stimulationsmethoden, insbesondere für Migräne, im Augenblick abraten, da bei solchen Verfahren, die operativ eingesetzt werden müssen, grundsätzlich auch ein Schaden entstehen kann, der dann manchmal schlimmer ist als das, was man eigentlich damit behandeln wollte. Bei den nichtinvasiven Verfahren hat man grundsätzlich den Vorteil, dass sie schlimmstenfalls einfach nicht funktionieren. Der Schaden, den sie anrichten können, ist eher gering oder gar nicht vorhanden.

Wie solche Verfahren wirken, wird im Prinzip seit 30 Jahren erprobt. Es handelt sich um eine elektrische Aktivierung von peripheren Nerven, die außerhalb des Zentralnervensystems sind, oder Hirnnerven, die direkt an das Gehirn angeschlossen sind. Je nachdem, welche Nerven stimuliert werden, kommt es zu unterschiedlichen Aktivierungen oder Hemmungen im Gehirn. Viele von diesen Stimulationsmethoden haben direkt oder indirekt Einfluss auf den Trigeminusschmerzweg. Der Nervus trigeminus spielt eine wichtige Rolle bei der Schmerzentstehung von Migräne. Ein weiterer wichtiger Mechanismus ist die Aktivierung des sogenannten absteigenden Schmerzsystems. Das ist eine Art körpereigene Schmerzschutzschaltung. Bestimmte Hirnregionen können über Nervenbahnen Signale nach unten ins Rückenmark schicken, die dort die Weiterleitung von Schmerzreizen dämpfen. Man könnte sagen: Das Gehirn stellt gewissermaßen eine interne Bremse bereit, die Schmerzreize abschwächt, bevor sie das Bewusstsein erreichen. Durch die elektrische Nervenstimulation kann dieses körpereigene Schutzsystem angestoßen werden, sodass die Schmerzwahrnehmung insgesamt zurückgeht.

Ich stelle im Folgenden einige Verfahren vor, zu denen es schon erste klinische Daten gibt und die in placebokontrollierten Studien gezeigt haben, dass sie wirksam sind.

Das erste Verfahren ist die Remote Electrical Neuromodulation (REN). Hierbei wird über eine elektrische Stimulation am Arm ein elektrisches Feld erzeugt, das die Schmerzfasern des absteigenden Schmerzsystems aktiviert und so Migräne-Attacken behandeln kann. Kurz gesagt funktioniert es ein bisschen so, als würde man Kopfschmerzen haben und sich gleichzeitig an der Hand verbrennen. Durch den anderen Schmerz spürt man den Schmerz im Kopf dann weniger. Aber keine Angst: Man kann durch die Stimulation einfach die entsprechenden Bahnen aktivieren, ohne dass es wehtun muss. Man spürt am Arm lediglich ein Kribbeln.

In klinischen Studien konnte gezeigt werden, dass hierdurch eine akute Migräne-Attacke behandelt werden kann und die Schmerzintensität sich durchschnittlich um 60 Prozent reduzieren lässt. Es hat auch vorbeugende Effekte, das heißt, bei regelmäßiger Anwendung treten weniger Migräne-Attacken auf. Allerdings sind die Effekte sicherlich moderat. Und wie bei allen Studien zur Schmerzstimulation ist die Bewertung schwierig. In diesen Studien wird ja immer das Verfahren gegen eine Placebo-Intervention untersucht – und ein Kribbeln im Arm placebokontrolliert zu untersuchen, ist natürlich schwierig, weil man meistens sofort merkt, ob man in der aktiven Gruppe ist oder nicht.

Ein weiteres und schon lange bekanntes Verfahren ist die Vagusnervstimulation (tVNS). Der Vagusnerv ist ein Hirnnerv, der zahlreiche Systeme im gesamten Körper bis hin zum Darm beeinflusst. So wird zum

Beispiel auch versucht, dieses Prinzip bei Epilepsie oder Depression anzuwenden. Hierbei werden allerdings feste Stimulationen implantiert. Für Migräne gibt es nichtinvasive Stimulationsmethoden, wobei entweder im Ohr oder am Hals durch die Haut stimuliert werden kann. Aktuell ist die Vagusnervstimulation für Migräne und den Cluster-Kopfschmerz untersucht und zugelassen. Die Handhabung ist verhältnismäßig einfach und es gibt relativ robuste Daten zur prophylaktischen Therapie mit diesem Verfahren.

Ein weitere Möglichkeit ist die transkutane supraorbitale Nervstimulation (tSNS). Dabei wird ein Bereich auf der Stirn mit elektrischem Strom stimuliert. Es liegen klinische Studien vor, die zeigen, dass das vor allem in der Akuttherapie wirksam ist. Erste Daten zeigen aber auch, dass das Verfahren bei regelmäßiger Anwendung durchaus zur prophylaktischen Therapie eingesetzt werden kann, das heißt, dass mit der regelmäßigen Anwendung Attacken vorgebeugt werden kann.

In Deutschland sind diese Therapien keine Kassenleistung. Möchte man sie erstattet bekommen, muss das im Einzelfall beantragt werden. Dabei sind die Effekte der Neuromodulation leider immer noch eher moderat und es gibt auch einige Patienten, die die Neurostimulation sogar als unangenehm empfinden. Am Ende muss man individuell entscheiden, ob ein solches Verfahren wirklich für einen geeignet ist. Ehrlicherweise habe ich selten Patienten gesehen, die nur auf dieses Verfahren zurückgreifen. Die meisten verwenden trotzdem zusätzlich eine Schmerzmedikation. Möglicherweise wird sich das in Zukunft ändern, wenn die Verfahren der Neuromodulation weiter ausgereift sind.

Tabelle

Möglichkeiten der nichtinvasiven Neuromodulation in der Migräne-Prophylaxe

Verfahren	Name	Anwendung	Akuttherapie	Prophylaxe	Kosten
Remote Electrical Neuromodulation (REN)	Nerivio	elektrische Stimulation am Oberarm	45 Minuten	45 Minuten	248 € (18 Anwendungen)
Transkutane Vagusnervstimulation (tVNS/Hals)	Gammacore	elektrische Stimulation am Hals	2 × 2 Minuten	2 × 2 Minuten	600 €
Transkutane Vagusnervstimulation (tVNS/Ohr)	Nemos	elektrische Stimulation im Ohr	2 × 2 Stunden	2 × 2 Stunden	600–800 €
Transkutane supraorbitale Nervenstimulation (tSNS)	Cefaly	elektrische Stimulation auf der Stirn	60 Minuten bei Bedarf	20 Minuten täglich	395 € (60 Anwendungen)

8
MIGRÄNE BEI KINDERN

Wenn der Kopf schon früh Alarm schlägt

Auch Kinder können Migräne haben – und das sogar schon im Vorschulalter oder sogar als Babys. Doch die Symptome sind oftmals andere als bei Erwachsenen: Statt pochendem Kopfschmerz stehen Übelkeit, Blässe, Bauchschmerzen oder Schwindel im Vordergrund. Manchmal äußert sich die Migräne sogar ganz ohne Kopfschmerz – etwa als zyklisches Erbrechen oder episodischer Schwindel. Diese atypischen Erscheinungsformen erschweren die Diagnose.

Eltern, Erzieherinnen, selbst Ärzte und Ärztinnen tun sich oft schwer, die Beschwerden ernst zu nehmen – oder sie korrekt einzuordnen. Die Folge: Kinder mit Migräne werden nicht erkannt oder nicht adäquat behandelt. Dabei können die frühzeitige Diagnose und ein verständnisvoller Umgang für den weiteren Verlauf entscheidend sein.

Fallbeispiel 44
Justus und die Bauchmigräne

Sina, eine sympathische 28-jährige Patientin, die schon seit einigen Jahren mit ihrer Migräne behandelt wird, sitzt mit ihrem fünfjährigen Sohn Justus vor mir. In den vergangenen zwei Jahren musste sie ihn immer wieder wegen starker Bauchschmerzen aus dem Kindergarten abholen. »Die sind immer so plötzlich da«, erklärt sie mir. »Er legt sich dann im Schlafraum hin und schläft über eine Stunde tief und fest. Meist kann man ihn dann gar nicht mehr wach bekommen«, sagt sie.

»Wenn ich ihn aus dem Kindergarten abhole, weil die Kindergärtnerin mich angerufen hat, trage ich ihn oft schlafend ins Auto. Zu Hause angekommen, wacht Justus relativ schnell auf und scheint vollkommen gesund. Ich frage mich schon, ob er einfach keine Lust hat, im Kindergarten zu sein, und uns etwas vorspielt. Wir waren jetzt schon zahlreiche Male beim Kinderarzt, der nie irgendetwas gefunden hat. Er hat uns sogar zu einem Spezialisten für Magen-Darm-Erkrankungen überwiesen. Der hat Justus sehr genau untersucht und uns letztlich zu einem komplett gesunden Kind gratuliert. Ich verstehe überhaupt nicht, warum es trotzdem alle paar Wochen zu diesen komischen Bauchschmerzen kommt. Meine Schwiegermutter hat schon gesagt, dass wir unser Kind falsch ernährt hätten, und Vorschläge gemacht, was man alles weglassen könnte.« Sina schaut mich schuldbewusst an. »Natürlich bekommt Justus auch mal Schokolade oder Süßigkeiten, aber nicht mehr als andere Kinder. Ich kann ihm doch jetzt nicht alles wegnehmen.«

Ich schaue Justus an und sehe einen sehr aufgeweckten Fünfjährigen, der etwas ängstlich vor mir sitzt. »Es wird nichts Schlimmes passieren, Justus«, beruhige ich ihn. »Willst du mir ein bisschen mehr über deine Kopf- und Bauchschmerzen erzählen?«

»Manchmal wird mir alles zu laut und zu unruhig im Kindergarten, wenn alle ganz wild rumschreien, und ich bekomme Bauchschmerzen. Dann will ich nur, dass Mama schnell kommt und mich mit nach Hause nimmt. Danach werde ich ziemlich müde.« »Tut dir denn auch manchmal der Kopf weh?«, frage ich ihn. »Nein, ich glaube nicht«, antwortet Justus.

Das, was Justus beschreibt, ist eine typische abdominelle Migräne. Häufig klagen Kinder nur über Bauchschmerzen und gar nicht über Kopfschmerzen. Je älter sie werden, desto mehr rückt der Kopfschmerz in den Vordergrund. Abdominelle Migräne gibt es aber auch im Erwachsenenalter. Einige Betroffene leiden zusätzlich oder ausschließlich unter sehr starkem Erbrechen – das sogenannte zyklische Erbrechen. Auch das ist eher ein typisches Symptom der Kinder-Migräne, kann aber auch im Erwachsenenalter vorhanden sein. Im Kindesalter ist es vor allem wichtig, diese abdominelle Migräne zu erkennen und die Kinder vor weiterer unnötiger Diagnostik zu schützen. Ich habe Kinder gesehen, bei denen immer wieder aufwändige Untersuchungen durchgeführt wurden, ohne dass eine Diagnose gestellt werden konnte. Einige Male wurde sogar der Blinddarm entfernt, weil man als Ursache eine Blinddarmentzündung vermutete. Auch gibt es Mütter, die ihre Kinder dann auf eine rein glutenfreie Ernährung setzen oder sämtliche Süßigkeiten weglassen, weil sie annehmen, dass diese an den wiederkehrenden Bauch- und Kopfschmerzen schuld sind.

Aus therapeutischer Sicht gibt es durchaus Behandlungsmöglichkeiten bei diesen kleinen Kindern. Wichtig sind erst mal nichtmedikamentöse Maßnahmen. So ist es besonders wichtig, auf Regelmäßigkeit im Alltag zu achten. Kinder mit Migräne brauchen noch festere Strukturen, als andere Kinder sowieso brauchen. Sie profitieren sehr von regelmäßigen Essens- und Schlafenszeiten. Auch Entspannungsverfahren wie die progressive Muskelrelaxation nach Jacobson sind durchaus im Kindesalter schon durchführbar und wirksam. Eine niedrig dosierte Prophylaxe mit Magnesium kann für Kinder ebenfalls hilfreich sein. In der Akutsituation ist es meist sinnvoll, den Kindern Rückzugsmöglichkeiten anzubieten und das Betreuungspersonal entsprechend zu informieren. Grundsätzlich kann man eine kindgerechte Schmerzmedikation, zum Beispiel mit Paracetamol- oder Ibuprofen-Saft, ausprobieren.

Bei den meisten Kindern verläuft sich das Problem und tritt zumeist mit Beginn des Schulalters nicht mehr auf. Besonders gefährdet sind Kinder von Eltern, die ebenfalls unter Migräne leiden.

Fallbeispiel 45

Jonathan und das »Alice in Wonderland«-Syndrom

Oftmals treten bei Kindern Symptome auf, die noch gar keine richtige Migräne sind, aber wahrscheinlich schon Vorläufersymptome darstellen. Ein fünfjähriger Junge wurde mir über die Kinderklinik unseres Hauses vorgestellt, weil er, und da zitiere ich den Stationsarzt, »komische Sehstörungen« habe. Jonathan stellt sich mit seiner Mutter in meiner Sprechstunde vor und hat einige Bilder mitgebracht, die zeigen sollen, wie er die Sehstörungen wahrnimmt. Das ist meist sinnvoller, weil es Kindern häufig noch schwerfällt, ihre Symptome genau zu beschreiben. Eine Dokumentation zu Hause ist deswegen oft einfacher, zumal einige Kinder auch in der Situation mit einem Arzt und dem weißen Kittel Angst haben, überhaupt etwas zu sagen.

Ich schaue mir die wirklich schönen Kinderbilder an, die Jonathan zu Hause gemalt hat. Auf ihnen sieht man Menschen mit ganz langen Armen und Beinen. Man erkennt klitzekleine Türen, durch die die Menschen nicht hindurchpassen.

Ich frage die Mutter von Jonathan, warum sie wegen dieser Bilder überhaupt besorgt sei.

»Jonathan hat solche Zeichnungen auch im Kindergarten gemalt und gesagt, dass er das alles genau so sieht, wie er es auf den Bildern zeichnet. Deswegen bin ich auch zum Kinderarzt und in die Kinderklinik gegangen. Ich war mir einfach nicht sicher, ob das wirklich alles normal ist. Vor allem, weil die Kindergärtnerin mir gesagt hat, sie hätte so etwas noch nie erlebt. Das alles hat mich sehr beunruhigt und nervös gemacht.«

Ich versuche, Jonathan ins Gespräch einzubeziehen.

»In welche Kita gehst du denn, Jonathan? Wie heißt deine Kindergartengruppe?«, frage ich ihn. Das ist meistens eine sichere Bank. Ich habe von meinem Sohn gelernt, dass die meisten Kindergartengruppen irgendwelche Tiere als Maskottchen haben. Darauf sind die meisten Kinder sehr stolz und das können sie, ohne sich in irgendeiner Form bedrängt zu fühlen, erzählen. Jonathan muss aber gar nicht beruhigt werden. Ganz offen erzählt er, dass er in der Löwengruppe ist, erzählt von seinem Kuscheltier-Löwen und dass er sich im Kindergarten sehr wohl fühlt.

Ich frage ihn nach den Bildern: »Jonathan, deine Bilder sind wirklich ausgesprochen schön. Was bedeuten denn die Bilder für dich?«

Jonathan lächelt mich an. Offensichtlich freut er sich über das Kompliment.

»Manchmal sehe ich, wenn ich male, dass die Arme ganz lang sind oder der Kopf ganz klein ist. Ich glaube auch manchmal, dass ich nicht durch die Tür passe, weil sie immer kleiner wird und dann verschwindet. Manchmal macht mir das sogar ein bisschen Spaß«, sagt Jonathan.

»Wie lange dauert denn so etwas?«, frage ich ihn, auch wenn ich weiß, dass Kinderzeit anders ist.

»Es dauert nur so lange wie der Morgenkreis, dann ist es schon wieder vorbei«, erwidert Jonathan.

Das, was Jonathan beschreibt, ist ein typisches ›Alice in Wonderland‹-Syndrom. Das erkläre ich auch seiner Mutter. Es ist ein Vorläufersyndrom einer Migräne und nach dem berühmten Kinderbuch von Lewis Carroll benannt, in dem es ebenfalls optisch verzerrte Figuren und kleiner werdende Türen gibt, die sehr genau beschrieben werden. Lewis Carroll selbst litt unter Migräne und es wird vermutet, dass er in seinen Geschichten seine eigenen Migräne-Symptome verarbeitet hat. Wahrscheinlich kommt das »Alice in Wonderland«-Syndrom viel häufiger vor, als man denkt. Ein guter Freund von mir erzählte mal, dass er selbst im Kindesalter unter diesen Symptomen gelitten, aber niemandem etwas davon erzählt habe, weil er dachte, dass ihm sowieso niemand glauben würde. Erst als er älter war und durch Zufall etwas über Migräne las, wurde klar, dass er selbst unter dieser Form der Migräne leidet.

Als ich ihr das erkläre, fällt Jonathans Mutter ein wirklich großer Stein vom Herzen. Sie hatte sich offensichtlich große Sorgen um ihr Kind gemacht. Häufig hilft es, dass die Symptome einen Namen bekommen können und die Eltern nicht hilflos mit unklaren Befunden dastehen und immer wieder Ängste haben, es könnte sich auch um eine schwere Erkrankung handeln.

»Muss man das Ganze denn jetzt behandeln?«, fragt die Mutter.

»Nein, das ist nicht notwendig«, antworte ich. Jonathan erkläre ich, dass es ganz normal ist, dass solche Wahrnehmungen auftreten können, und wir das Beste daraus machen können, nämlich Wissen. »Du bist nicht der Einzige, der die Migräne und ihre Vorläufersymptome dafür nutzen kann, um daraus etwas Kreatives zu machen. Viele Maler haben sich dadurch in ihrer Kunst inspirieren lassen, zum Beispiel Vincent van Gogh und Salvador Dalí. Es ist überhaupt nichts Schlimmes, dabei geht in deinem Gehirn nichts kaputt, sondern eigentlich ist es nur ein Ausdruck dessen, was für ungeahnte Superkräfte dein kleiner Kopf haben kann.«

Eltern, die selbst unter Migräne leiden, sind häufig sehr sensibel dafür, wenn ihre Kinder über Kopfschmerzen klagen. Menschen ohne Migräne werfen diesen Familien häufig vor, dass so viel über Kopfschmerzen gesprochen wird und die Kinder möglicherweise einfach ihre Eltern nachahmen. Leider ist es aber so, dass die Wahrscheinlichkeit, als Kind von Eltern mit Migräne selbst Migräne zu entwickeln, groß ist. Auf der anderen Seite hat die familiäre Sensibilisierung für die Thematik häufig den positiven Nebeneffekt, dass eine Migräne frühzeitig diagnostiziert wird. Das bedeutet für die Betroffenen Klarheit und einen zeitnahen Behandlungsbeginn. Ist das nicht der Fall, wird eine Migräne häufig erst mit der Pubertät oder noch später diagnostiziert. Leider geht das für die Betroffenen häufig mit einem hohen Leidensdruck einher.

Grundsätzlich ist es möglich, dass bereits sehr kleine Kinder unter einer Migräne leiden. Es gibt sogar Annahmen, dass die Dreimonatskoliken bei Kindern ein Anzeichen einer Migräne sein können – im Sinne einer Reizüberflutung, die das Baby nicht gut aushalten kann und die in kolikartige Schmerzen umschlägt. Typischerweise klagen die meisten Kinder erst mal über Bauchschmerzen und weniger über Kopfschmerzen, aber es gibt durchaus kleine Kinder, die schon unter einer Kopfschmerz-Migräne leiden.

Bei so kleinen Kindern ist es natürlich wichtig, dass zusätzlich der Kinderarzt oder die Kinderärztin das Kind untersucht, um zu schauen, ob es noch andere Ursachen für die Kopfschmerzen geben könnte. Ansonsten wäre ich in diesem Alter mit der Diagnostik sehr zurückhaltend und würde eher darauf achten, für die Kinder ein sehr nettes und ruhiges Umfeld zu schaffen, was sich positiv auf die Migräne auswirkt. Dazu gehört, dass nicht permanent der Fernseher läuft oder das Radio an ist, dass den Kindern nicht das Handy zum Spielen gegeben wird und dass man versucht, sehr regelmäßige Schlafenszeiten einzuhalten.

Eine medikamentöse Therapie ist in diesem Alter praktisch nie notwendig, mit Ausnahme einer Akuttherapie. Hier sollten Ibuprofen oder Paracetamol als Tropfen oder Saft ausreichen, falls sich ein Kind sehr quält.

Mit und nach der Pubertät tritt Migräne bei Jugendlichen immer häufiger auf. Teilweise entsprechen die Symptome dann denen einer Erwachsenen-Migräne. Aus meiner Sicht muss man individuell prüfen, ob man sie nicht auch wie eine Erwachsenen-Migräne behandelt, auch wenn viele Medikamente erst ab 18 zugelassen sind. Aber eine 16-jährige junge Frau sollte nicht deswegen leiden müssen, weil sie noch keine 18 ist – zumal sich körperlich viele 16-Jährige nicht relevant von 18-Jährigen unterscheiden.

Fallbeispiel 46
Rebecca und der nicht endende Kopfschmerz

Rebecca kommt mit ihrem Vater in meine Sprechstunde. Beide wirken verzweifelt. »Seit einem Jahr habe ich täglich Kopfschmerzen, ständig muss ich früher aus der Schule nach Hause kommen, Tennis kann ich gar nicht mehr spielen.« Rebecca hat Tränen in den Augen.

Der Vater erzählt, dass man schon alles versucht hat. Eine MRT sei gemacht worden, das Nervenwasser sei untersucht worden, man sei beim Orthopäden, Augenarzt und Osteopathen gewesen. Rebecca habe Physiotherapie und Massagen erhalten, man habe eine Psychotherapie begonnen – aber nichts habe geholfen. »Wie genau fühlt sich der Kopfschmerz denn an?«, frage ich. »Gibt es auch Licht- und Lärmempfindlichkeit?«

»Der Schmerz sitzt meistens vorn im Kopf, er kann richtig, richtig wehtun, dann lege ich mich hin und mache alles dunkel. Ansonsten versuche ich, mit leichteren Kopfschmerzen ganz normal zur Schule zu gehen.«

»Gibt es irgendetwas, was die Kopfschmerzen besser oder schlechter macht oder sie auslöst?«

»Ich habe ganz viel Tagebuch geführt, aber einfach nichts gefunden. Die kommen einfach.« Im weiteren Gespräch finde ich heraus, dass die Mutter von Rebecca unter Migräne leidet. Früher hatte Rebecca mal sporadisch Kopfschmerzen, ohne klaren Grund ist es aber nun viel schlechter geworden. »Wir haben alles an Schmerzmitteln probiert, was es gibt«, erklärt der Vater. »Aber nichts hat geholfen.«

»Mittlerweile nehme ich gar nichts mehr, das hat sowieso alles keinen Sinn«, fügt Rebecca hinzu.

»Das, was du hast, ist eine typische chronische Migräne im Jugendalter«, erkläre ich. »Das ist etwas relativ Häufiges, was man mit den klassischen Migräne-Therapien gut behandeln kann.« Ich merke, wie sich Rebeccas Gesicht entspannt und dass sie sogar ein bisschen lächeln kann.

Bei Jugendlichen beginnt Migräne häufig fulminant mit einer sehr schnellen Chronifizierung. Das heißt, über wenige Wochen nimmt die Zahl der Kopfschmerztage immer weiter zu und plötzlich leidet man unter täglichen Kopfschmerzen. Diese stellen sich oft aber nicht so dar wie bei einer ganz typischen Migräne, sodass die Diagnose häufig gar nicht gestellt wird, sondern das Vorliegen eines Spannungskopfschmerzes vermutet wird. Dafür ist der Kopfschmerz aber viel zu stark und die Beeinträchtigung der Betroffenen viel zu groß.

Typisch ist, dass die Symptome täglich oder fast täglich vorhanden sind. Schmerzmittel wirken in diesen Fällen meistens nicht. Meist, weil es schwierig ist, den richtigen Zeitpunkt für die Einnahme der Schmerzmedikamente zu finden. Man sollte sie so früh wie möglich bei Beginn der Schmerzen einnehmen, aber die Schmerzattacke läuft ja dauerhaft, sodass man immer zu spät ist. Da der Kopfschmerz gar nicht als Migräne erkannt wird, werden Triptane, die potenziell besser wirken könnten, gar nicht erst eingesetzt.

Ursache dieser aus dem Ruder gelaufenen Migräne sind meistens die hormonellen Umstellungsprozesse während der Pubertät, aber auch die oft vorhandenen psychischen Belastungen während dieser Lebensphase tragen ihren Teil dazu bei. Wichtig ist, die Betroffenen ernst zu nehmen und das Ganze nicht als Form der Schulverweigerung abzutun, wie es häufig geschieht. Meist wird aus dieser Migräne im Verlauf der Zeit eine ganz »normale« mit Migräne-Attacken und kopfschmerzfreier Zeit, aber das kann einige Jahre dauern. Deshalb ist es wichtig, frühzeitig mit einer Therapie zu beginnen, wenn notwendig, auch mit einer medikamentösen Therapie. Einige Triptane können bereits ab dem Alter von zehn Jahren eingesetzt werden und es gibt auch unter 18 schon medikamentöse prophylaktische Möglichkeiten, die, falls notwendig, zum Einsatz kommen können. Aktuell laufen sehr viele klinischen Studien, die die Verwendung von CGRP-Antikörpern bei Kindern und Jugendlichen untersuchen. Wir selbst nehmen mit dem Kopfschmerzzentrum an diesen Studien teil und konnten schon einigen Kindern ganz großartig damit helfen. Bitte nicht falsch verstehen: Natürlich bin ich kein Fan davon, dass Kinder Medikamente einnehmen, aber noch weniger bin ich Fan davon, dass Kinder unnötig Schmerzen aushalten müssen. Und man muss sich nichts vormachen: Wenn Kinder und Jugendliche aufgrund der Migräne nicht in die Schule gehen können, verbauen sie sich möglicherweise ihre ganze Zukunft. Aus meiner Sicht muss man deshalb die beste individuelle Lösung für jedes Kind oder jeden Jugendlichen finden.

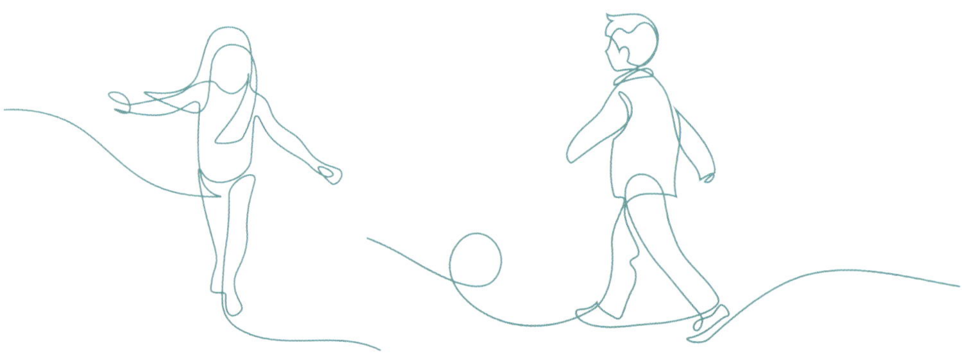

9
MIGRÄNE DER FRAU

Von der Antibabypille über die Schwangerschaft bis zu den Wechseljahren

Die Migräne bei Frauen sollte noch mal gesondert betrachtet werden, was ich in diesem Kapitel auch tun möchte. Migräne ist eine Erkrankung, die durch Hormone moduliert wird und sich deshalb im Leben in frauenspezifischen Situationen sehr verändert. Bis zum Eintritt der Pubertät leiden Mädchen und Jungen gleich häufig unter Migräne. Erst mit der Pubertät und dem Wirken der Geschlechtshormone verschiebt sich das Ganze deutlich in Richtung der Frauen. In der Perimenopause wird es dann oft noch einmal anstrengend mit der Migräne, weil die Hormone sehr durcheinandergehen. Erst wenn die Hormonschwankungen nach der Menopause abgeklungen sind, wird es in der Regel wieder besser. Dann gleicht sich auch das Verhältnis zwischen Männern und Frauen wieder deutlich an, sodass Frauen und Männer im höheren Lebensalter wieder fast gleich häufig unter Migräne leiden.

In der Ausnahmesituation der Schwangerschaft, bei der es zu vielen hormonellen Veränderungen kommt, geht es Frauen häufig besser. Andere Erkrankungen, die Einfluss auf den Hormonstatus nehmen, zum Beispiel die Endometriose oder das polyzystische Ovarsyndrom, verschlechtern die Migräne häufig. Auch Hormontherapien, zum Beispiel im Rahmen einer Kinderwunschbehandlung oder die Einnahme der Antibabypille, können einen negativen Einfluss auf die Migräne haben.

MENSTRUATION UND MIGRÄNE

Viele Frauen mit Migräne kennen das Phänomen, dass pünktlich mit der Monatsblutung nicht nur Bauch-, sondern auch Kopfschmerzen einsetzen. Menstruationsassoziierte Migräne ist ein häufiges Phänomen. Möglicherweise spielt der Östrogenabfall, der die Menstruationsblutung einleitet, eine wichtige Rolle bei der Entstehung dieser Form der Migräne. Allerdings lassen neue Forschungsdaten vermuten, dass Östrogen nicht der einzige Faktor ist, der dabei von Bedeutung ist, sondern auch andere Hormone involviert sein könnten.

Fallbeispiel 47
Miriam und die Migräne während der Menstruation

»Frau Doktor, kommt die Migräne von den Hormonen?«, fragt Miriam. »Seitdem ich das erste Mal meine Tage hatte, habe ich auch diese blöde Migräne. Immer wenn ich meine Monatsblutung bekomme, habe ich Kopfschmerzen und liege erst mal mit Bauch- und Kopfschmerzen fünf Tage flach. Kann man denn gar nichts dagegen tun? Das schränkt meine Lebensqualität wirklich massiv ein. Häufig kann ich dann auch gar nicht arbeiten gehen.«

Wir unterscheiden zwei unterschiedliche Formen der hormonell getriggerten Migräne. Einmal die menstruelle Migräne: Dabei treten Attacken ausschließlich und nur mit der Menstruation auf, also ein bis zwei Tage vor der Menstruation, während der Monatsblutung und ein bis zwei Tage nach der Menstruation. Zum anderen die menstruationsassoziierte Migräne. Dabei kommt es zwar im Rahmen der Menstruation zu Migräne-Attacken, das muss aber nicht bei jeder Menstruation der Fall sein und, noch wichtiger, auch außerhalb der Blutungsphase kommt es zu Migräne-Attacken.

Warum ist diese Unterscheidung wichtig? Es macht einen großen Unterschied, ob man generell Migräne behandelt oder ob der Fokus nur auf den menstruationsgetriggerten Attacken liegt. Sollten Attacken nur während der Menstruation auftreten, kann man versuchen, die Migräne auch nur in diesem Zeitintervall zu behandeln.

Miriam berichtet, dass sie eigentlich nur rund um die Menstruation Migräne kennt. Darüber hinaus sei sie komplett kopfschmerz- und migränefrei. Ich frage sie nach einem aktuellen Kinderwunsch und der Einnahme von Hormonen zur Verhinderung einer Schwangerschaft. »Aktuell will ich nicht schwanger werden. Ich nehme die Pille.« Es handelt sich dabei um ein Präparat aus Östrogen und Progesteron mit einer typischen Pillenpause, in der es zur Abbruchblutung kommt. Bei Patientinnen mit einer ausgeprägten menstruellen Migräne kann man einen Therapieversuch mit einer Antibabypille machen, bei der man keine oder nur in weiten Abständen eine Pillenpause macht. Die kontinuierlich eingenommenen Hormone verhindern das Auftreten einer Abbruchblutung und bei einigen Patientinnen auch das Auftreten der menstruationsgetriggerten Migräne. Leider funktioniert das nicht bei allen Patientinnen. Oft manifestiert sich trotz Einnahme der Antibabypille zum Zeitpunkt der eigentlichen Menstruation eine Migräne.

Was man außerdem versuchen kann, ist die Gabe von Östrogen durch eine Östrogensalbe über die Haut kurz vor und während der Menstruation, um das Östrogendefizit auszugleichen. Oft funktioniert das während der Menstruation ganz gut, verschiebt aber die eigentliche Migräne-Attacke nur auf die Zeit nach der Menstruation, sodass das meistens auch nicht besonders hilfreich ist. Während der menstruellen Migräne kann man versuchen, über mehrere Tage langwirksame Triptane regelmäßig einzunehmen. Bei den langwirksamen Triptanen handelt es sich um Präparate wie Naratriptan und Frovatriptan. Praktisch nimmt man morgens und abends – egal, ob Migräne vorhanden ist – ein Triptan ein. Eventuell kombiniert man das mit Naproxen. Das kann man für den Zeitraum der gesamten Menstruation tun. Allerdings muss man aufpassen, dass man nicht aufgrund zu häufiger Einnahme von Akutmedikamenten in einen Medikamentenübergebrauch gerät, wenn es außerhalb der Menstruation zusätzlich zu Migräne-Attacken kommt.

Grundsätzlich kann man aber auch eine normale medikamentöse Migräne-Prophylaxe versuchen, da es mittlerweile Daten gibt, dass diese für die menstruelle Migräne wirksam ist.

ANTIBABYPILLE

Ganz häufig passiert es, dass Patientinnen bezüglich der Antibabypille und deren Einfluss auf Migräne sehr verunsichert sind. Grundsätzlich gibt es nicht DIE EINE Antibabypille bei Migräne. Aber es gibt ein paar Aspekte, die man beachten sollte. So sollte bei Frauen mit Aura möglichst ein Präparat gewählt werden, das wenig Östrogen enthält, denn dieses Hormon ist der Faktor in der Pille, der für ein erhöhtes Risiko für Schlaganfall und Herzinfarkt verantwortlich ist. Es gibt auch Daten, die nahelegen, dass Aura bei Migräne möglicherweise das Risiko für Schlaganfall oder Herzinfarkt erhöht, auch wenn keine anderen kardiovaskulären Risikofaktoren vorliegen, zum Beispiel ein hoher Cholesterinspiegel, Diabetes mellitus, Rauchen oder hoher Blutdruck. Allerdings ist das Risiko sehr, sehr gering, sodass Panik diesbezüglich sicherlich nicht angebracht ist.

Diese Information sollte lediglich als Motivation dienen, auf einen gesunden Lebensstil zu achten. Bei Migräne mit Aura sollte also, wenn möglich, ein reines Gestagenpräparat gewählt werden, also eine Minipille, sofern das aus gynäkologischer Sicht möglich ist.

Ob sich die Migräne unter der Einnahme einer Antibabypille verschlechtert oder verbessert, kann man vorher nicht wissen. Einige Patientinnen bemerken eine deutliche Verschlechterung, andere eine Verbesserung. Die meisten Frauen verspüren gar keinen Einfluss auf den Verlauf der Migräne. Wenn der Verdacht besteht, dass die Antibabypille eine Rolle spielt, ist es sinnvoll, die Pille drei bis fünf Monate auszusetzen und zu beobachten, ob sich die Migräne verändert.

Oftmals besteht auch der Mythos, dass die Migräne erst mit Beginn der Pilleneinnahme begonnen hat. Das ist natürlich nicht korrekt, denn die Pille löst die Migräne nicht aus. Häufig nimmt man die Pille jedoch erstmalig etwa zur gleichen Zeit, in der sich die Migräne für gewöhnlich manifestiert, nämlich irgendwann in der Pubertät. Dann kann es natürlich vorkommen, dass mit der Pilleneinnahme auch die Migräne zum ersten Mal auftritt.

Ein weiteres Missverständnis besteht darin, dass es angeblich schonender sei, einen Vaginalring zu benutzen. Am Ende ist es jedoch ziemlich egal, ob die Hormone über den Mund oder die Vaginalschleimhaut verabreicht werden, denn der Hormonspiegel im Blut bleibt trotzdem gleich. Aus meiner persönlichen Erfahrung rate ich Migräne-Patientinnen davon ab – oder zumindest zur Vorsicht –, dauerhafte hormonelle Optionen wie eine Hormonspirale oder ein Gestagenstäbchen im Arm zu wählen. Zwar sind diese Optionen auf den ersten Blick bequem und einfach, jedoch kann es bei einer Verschlechterung der Migräne schwieriger sein, die Therapie umzustellen oder abzubrechen. Wenn Hormone bisher gut vertragen wurden, spricht natürlich nichts dagegen, diese dauerhaften Lösungen zu wählen.

Wichtig ist, mit der Gynäkologin die verschiedenen Therapie-Optionen ausführlich zu besprechen, um das richtige Präparat zu wählen. Im Zweifel muss ein Kompromiss gefunden werden, denn auch die Verträglichkeit der Pille ist nicht immer gegeben. Deshalb muss auch hier darauf geachtet werden, ein Präparat zu finden, mit dem man gut zurechtkommt – sowohl hinsichtlich der Verhütung als auch bezüglich der Migräne.

MIGRÄNE IN DER SCHWANGERSCHAFT

Was viele Frauen nicht wissen und leider auch vielen Gynäkologen und Gynäkologinnen noch unbekannt ist: Man kann eine Migräne in der Schwangerschaft medikamentös sehr gut behandeln. So liegen mittlerweile sehr gute Daten vor, dass die Akuttherapie mit Triptanen, insbesondere mit Sumatriptan und Rizatriptan, unproblematisch ist. Außerdem ist die Gabe von Paracetamol über die ganze Schwangerschaft und von Medikamenten wie Ibuprofen im ersten und zweiten Trimester der Schwangerschaft möglich. Viele Frauen sind mit der Akutmedikation in der Schwangerschaft sehr zurückhaltend, da sie fürchten, ihr Baby damit zu gefährden oder nachhaltig zu schädigen. Was häufig unterschätzt wird, ist, dass auch eine ausgehaltene Schmerzattacke für das Kind durchaus einen Stressfaktor darstellt, da dann vermehrt Stresshormone ausgeschüttet werden, die das Kind erreichen. Aus meiner Sicht ist es deshalb sinnvoll, bei Schmerzattacken Akutmedikamente einzusetzen, da das auch den Stressfaktor für das ungeborene Kind deutlich reduziert.

Sollte eine reine Attackentherapie in der Schwangerschaft nicht ausreichend sein, besteht die Möglichkeit, eine medikamentöse Prophylaxe einzusetzen. Unproblematisch sind Therapieversuche mit Amitriptylin oder einem Betablocker. Nicht eingesetzt werden dürfen Topiramat und CGRP-Antikörper. Insbesondere für das Topiramat liegen mittlerweile zahlreiche Daten vor, dass es teratogen ist, also beim Kind bleibende Behinderungen verursachen kann. Deshalb muss eine Medikation mit Topiramat bereits vor Antritt einer Schwangerschaft unbedingt abgesetzt werden.

Zu den CGRP-Antikörpern liegen bislang nur unzureichende Daten in der Schwangerschaft vor. Es gibt keinen Hinweis, dass diese Medikamente teratogen sind, vollständig ausschließen kann man es aber bislang nicht. Zudem gibt es hypothetische Annahmen, dass man das CGRP möglicherweise in der Spätschwangerschaft benötigt – es also nicht künstlich durch Medikamente blockiert werden sollte. So liegen Forschungsdaten vor, die zeigen, dass bei einer krankhaften Blutdruckerhöhung in der Schwangerschaft die CGRP-Spiegel reduziert sind. Zudem stellt CGRP die Gefäße weit und schützt möglicherweise das Baby unter der Geburt vor Durchblutungsstörungen. Ob die Gabe eines CGRP-Antikörpers während der Schwangerschaft problematisch sein könnte, weiß man also heutzutage noch nicht.

Eine weitere, wenn auch noch nicht sehr etablierte Möglichkeit der Therapie in der Schwangerschaft ist die Gabe von Botox. Zwar ist es in dieser Indikation nicht zugelassen, aber mittlerweile liegen gute Daten vor, dass es ungefährlich ist und gut wirksam sein könnte. Zudem besteht die Möglichkeit, Migräne in der Schwangerschaft mit okzipitalen Nervenblockaden zu behandeln. Hierbei spritzt man – wie in einem anderen Kapitel beschrieben – ein Gemisch aus einem Lokalanästhetikum und Cortison an die Austrittsstelle des Nervus occipitalis major und minor am Hinterkopf. Auch das überbrückt eine Phase mit starker Migräne häufig sehr gut.

Fallbeispiel 48

Sylvia und die Migräne in der Schwangerschaft

Als ich mein Sprechzimmer betrete, sitzt Sylvia bereits an meinem Schreibtisch. Zunächst sehe ich nur ihren Rücken, höre aber schon ein leises Schluchzen. Ich setze mich ihr gegenüber an den Tisch. Mit einem Taschentuch schnäuzt sie sich die Nase.

»Frau Doktor, ich bin wirklich verzweifelt. Ich bin aktuell in der 14. Woche schwanger. Die ersten Wochen der Schwangerschaft waren wirklich traumhaft, ich hatte fast gar keine Migräne mehr. Aber seit etwa drei Wochen hat sie sich wieder deutlich verschlechtert.«

Ich sehe, wie ihr erneut Tränen in die Augen steigen. »Kann ich denn überhaupt gar nichts dagegen machen? Ich traue mich ja auch gar nicht, Medikamente zu nehmen, weil ich Angst habe, dadurch dem Kind zu schaden.«

Es ist Sylvias erste Schwangerschaft. Bei den meisten Frauen wird die Migräne in der Schwangerschaft deutlich besser. Viele berichten sogar, dass die Schwangerschaft bezüglich der Migräne und hoffentlich auch sonst die schönste Zeit ihres Lebens gewesen ist. Zumeist bessert sich die Migräne innerhalb des ersten Trimesters der Schwangerschaft. Viele Frauen stellen sogar erst durch diese Verbesserung fest, dass sie schwanger sind. Aber bei einem Drittel der Schwangeren kommt es zu keiner Änderung oder die Migräne verschlechtert sich sogar. Hier ist es wichtig, eng mit dem betreuenden Gynäkologen oder der betreuenden Gynäkologin zusammenzuarbeiten, da Kopfschmerzen in der Schwangerschaft grundsätzlich zum Beispiel auch Ausdruck einer Schwangerschaftsvergiftung, einer sogenannten Gestose, sein können. Das ist allerdings erst eine Erkrankung der späten Schwangerschaft, also bei Sylvia noch nicht zu erwarten. Auch treten symptomatische Kopfschmerzen wie eine Sinusvenenthrombose – ein Verschluss bestimmter Venen im Kopf – häufiger in der Schwangerschaft auf. Solche Dinge muss man immer mitbedenken und gegebenenfalls ausschließen.

Ich kläre Sylvia über die möglichen Therapie-Optionen auf. Mittlerweile hat sie sich wieder gefangen. Häufig erleichtert es die Patientinnen sehr zu wissen, dass sie ihre Migräne auch in der Schwangerschaft behandeln können, ohne ihr Kind dadurch zu gefährden. Wir besprechen, zunächst nur eine Akutmedikation auszuprobieren, weil durchaus noch damit zu rechnen ist, dass sich die Migräne von Sylvia in den nächsten Wochen deutlich verbessert. Sollte das nicht der Fall sein, werden wir die Therapie eskalieren, sodass Sylvia eine entspannte und möglichst schmerzreduzierte Schwangerschaft erleben kann.

In den meisten Fällen beschreiben Frauen die Schwangerschaft bezüglich der Migräne oft als die beste Zeit ihres Lebens, weil sie komplett schmerzfrei waren. Das hilft manchmal sogar bei der Diagnosestellung, weil sich ältere Damen oft gar nicht mehr so gut erinnern können, wie der Kopfschmerz früher genau war. Ob und dass der Kopfschmerz aber in der Schwangerschaft verschwunden war: Das wissen die meisten sehr genau. Und dann kann man auch noch nach Jahrzehnten sehr sicher die Diagnose einer Migräne stellen. Aber nicht immer läuft die Schwangerschaft so unproblematisch ab.

Fallbeispiel 49
Dorothee und der Status migraenosus in der Schwangerschaft

Meine Arzthelferin fängt mich schon beim Betreten des Kopfschmerzzentrums ab. »Wir haben einen kleinen Notfall hier, Dorothee ist einfach reingekommen. Ohne Termin, aber könnten Sie sie vielleicht trotzdem anschauen? Sie ist im dritten Monat schwanger.« Normalerweise sehen wir Patienten nur in der vorher geplanten Sprechstunde.

Gern würde ich mehr Notfallpatienten behandeln, aber unsere Personalkapazitäten erlauben das einfach nicht. Eine Ausnahme machen wir jedoch häufiger bei Patienten mit Cluster-Kopfschmerzen und schwangeren Patientinnen, da die Not oft groß und die Versorgung durch niedergelassene Hausärzte und Neurologen häufig unzureichend ist. Ich könnte es nicht mit meinem Gewissen vereinbaren, diese Patienten und Patientinnen wegzuschicken.

Wenige Minuten später sitzt Dorothee vor mir, eine 35-jährige Frau mit einem leicht angedeuteten Bauch. Sie wirkt übermüdet und ihre Augen sind gerötet. Ich kenne sie bereits aus der Zeit vor ihrer Schwangerschaft. »Frau Doktor, mir geht es richtig schlecht. Ich habe seit drei Tagen ununterbrochen Migräne. Ich habe schon Sumatriptan eingenommen, aber es wirkt immer nur sehr kurz. Ich kann einfach nicht mehr.«

»Sind Sie denn schon bei Ihrer Gynäkologin gewesen?«, frage ich sie. In der Schwangerschaft ist es wichtig, die behandelnde Gynäkologin in die Therapie einzubeziehen, da es häufig zu Gerinnungsstörungen oder anderen Komplikationen kommen kann, die ein Kopfschmerzexperte oder Neurologe nicht gut überblicken kann.«

»Ja, ich war schon dort«, sagt Dorothee. »Dem Baby geht es gut und ich habe nichts, was die Gynäkologin behandeln könnte. Sie hat mich an Sie weiterverwiesen.«

In solchen Situationen ist es wichtig zu klären, ob es sich tatsächlich um typische Migräne handelt, die auch in der Schwangerschaft behandelt werden kann, oder ob es Hinweise auf andere Kopfschmerzarten gibt, die eine weiterführende Diagnostik erforderlich machen könnten. »Können Sie mir Ihre Symptome genauer schildern?«, frage ich.

»Es ist meine normale Migräne, aber ich bekomme sie einfach nicht weg. Ich hatte das früher schon mal, aber in den vergangenen Jahren war das eigentlich kein Thema mehr. Jetzt funktioniert aber überhaupt gar nichts und ich bin ziemlich am Ende mit meinen Nerven.«

Offensichtlich hat Dorothee einen Status migrainosus, also eine Migräne-Attacke, die länger als 72 Stunden anhält. Das kann in der Schwangerschaft durchaus passieren, tritt aber auch außerhalb der Schwangerschaft auf. Eine Migräne kann in solchen Fällen so stark ausgeprägt sein, dass sie nicht gut auf die übliche Schmerzmedikation anspricht, und es dauert, bis sie wieder unter Kontrolle ist. Ein solcher Status migrainosus kann auch von allein aufhören. Oft sind die Patienten jedoch so verzweifelt und von den Schmerzen geplagt, dass eine medikamentöse Therapie erwogen werden sollte, um die Symptome zu unterbrechen. Eine gute Option wäre die Gabe von Cortison, entweder als Tabletten oder Infusion über drei bis fünf Tage. Diese Therapie ist auch in der Schwangerschaft möglich, sollte jedoch immer in Absprache mit der behandelnden Gynäkologin erfolgen.

Wir beginnen mit dieser Therapie und bereits am nächsten Tag schreibt Dorothee eine E-Mail, dass es ihr deutlich besser geht. Solche Verschlechterungen der Migräne treten oft nur im ersten Trimester auf und bessern sich im weiteren Verlauf der Schwangerschaft deutlich. Es gibt jedoch Patientinnen, die über die gesamte Schwangerschaft immer wieder einen Status migrainosus haben und von einer prophylaktischen Behandlung profitieren könnten. Solche Entscheidungen müssen immer individuell getroffen werden, basierend auf den Bedürfnissen der Patientin und dem Verlauf der Schwangerschaft.

Wichtig ist, dass die Betroffenen wissen, dass eine Migräne und auch ein Status migrainosus in der Schwangerschaft behandelt werden können, ohne dem Kind Schaden zuzufügen.

Eine Angst, von der ich immer wieder höre, ist, dass Frauen befürchten, unter der Geburt eine Migräne-Attacke zu erleiden und die Entbindung möglicherweise gar nicht zu schaffen. Hier kann ich Entwarnung geben. Der hormonelle Cocktail unter der Geburt schützt die Frauen sehr gut und es ist eine absolute Rarität, dass unter der Geburt eine Attacke auftritt. Ein geplanter Kaiserschnitt aufgrund der Migräne ist aus meiner Sicht deshalb nicht notwendig, außer natürlich, wenn die Frau riesige Ängste hat und sich nicht für eine natürliche Geburt bereit fühlt. Das ist dann aber eine ganz persönliche Entscheidung.

Nach der Geburt im Wochenbett kann durchaus mal eine Migräne-Attacke auftreten. Die plötzliche Hormonumstellung, der Stress und Stressabfall, der Schlafmangel: Alles Dinge, die eine Migräne grundsätzlich negativ beeinflussen. Aber keine Sorge! Auch im Wochenbett und gegebenenfalls in der Stillzeit lässt sich eine Migräne gut behandeln. Heute wissen wir, dass zum Beispiel eine Therapie mit CGRP-Antikörpern etwa zwei Wochen nach Beginn des Stillens begonnen werden kann, weil der CGRP-Antikörper aufgrund der Größe des Moleküls nicht in die Muttermilch übertreten kann.

Fallbeispiel 50
Sabine und die Frage, ob man überhaupt Kinder bekommen sollte

Immer wieder treffe ich Patienten, die mich mit ihrer Einstellung zu ihrer Erkrankung sehr beeindrucken. Heute sitzt eine junge 32-jährige Frau namens Sabine vor mir. Sie möchte sich beraten lassen, wie sie ihre Kopfschmerzmedikation erneut beginnen kann. »Ich bin gerade dabei abzustillen und kann dann wieder Medikamente einnehmen. Ich wollte fragen, was für mich grundsätzlich infrage kommt«, sagt Sabine.

Sabine war schon mal vor einigen Jahren bei uns in Behandlung. Damals war sie mit ihrem ersten Kind schwanger. Mittlerweile erzieht sie das zweite, sodass sie sich um ein einjähriges und ein dreijähriges Kind kümmern muss und darf. Sabine leidet unter chronischem Cluster-Kopfschmerz und chronischer Migräne. Frauen mit Cluster-Kopfschmerzen leiden gar nicht so selten zusätzlich unter Migräne, was den Leidensdruck natürlich erheblich erhöhen kann. Aber auch Männer können unter beiden Kopfschmerzarten leiden.

»Aktuell habe ich vier Cluster-Attacken in der Nacht und tagsüber aufgrund des ganzen Schlafmangels häufig noch Migräne-Attacken«, sagt sie. Wir besprechen die Therapiemöglichkeiten, die nun zur Verfügung stehen, zum Beispiel den Einsatz von CGRP-Antikörpern, die bei beiden Schmerzerkrankungen wirksam sind.

»Ich finde es ganz erstaunlich, wie Sie das mit zwei kleinen Kindern und diesen chronischen Kopfschmerzerkrankungen hinbekommen«, sage ich zu Sabine. Sie lächelt mich an. »Ich glaube, dass mir die Kinder sogar noch mehr helfen, mit der Erkrankung klarzukommen. Weil die beiden da sind, gibt es gar keine Möglichkeit, dass ich aufgebe oder einfach liegen bleibe. Ich muss morgens aufstehen und mich um die beiden kümmern. Generell habe ich beschlossen, der Erkrankung so wenig Raum wie möglich in meinem Leben zu geben. Ich habe auch aufgehört, Kopfschmerztagebücher zu führen, da die mich eher runtergezogen haben, statt mir geholfen zu haben.«

»Das finde ich einen sehr guten Ansatz. Aus meiner Sicht ist eine Dokumentation natürlich gut, um nachvollziehen zu können, wie viele Kopfschmerztage vorhanden sind und ob Therapien möglicherweise wirken oder nicht. Ist der Kopfschmerz jedoch praktisch jeden Tag da, kann das ständige Dokumentieren sogar zu einer Verschlechterung führen, weil man sich täglich vor Augen führt, wie schlecht es einem eigentlich geht«, bestärke ich sie.

In solchen Fällen unterstütze ich Patienten durchaus darin, auf die Dokumentation zu verzichten. Allerdings muss man im Auge behalten, dass es sinnvoll sein kann, diesen Kalender trotzdem zu führen, falls man die Dokumentation für andere Zwecke benötigt, zum Beispiel, um bestimmte Medikamente erstattet zu bekommen oder für Anträge wie einen Schwerbehindertenausweis.

»Sie machen es aber im Prinzip genau richtig. Man muss für sich selbst entscheiden, was einem bei der Dokumentation nützt und was schadet«, fahre ich fort.

Sabine erzählt, dass sie vor einigen Jahren in einer Schmerzklinik war. Obwohl ihr das Angebot dort sehr gefallen hat, hat sie vier Wochen gebraucht, um sich danach von dem Aufenthalt zu erholen. »Überall waren Patienten, die darüber geredet haben, wie schlecht es ihnen geht. Der gesamte Fokus lag nur auf der Erkrankung und gar nicht auf den Dingen, die noch funktionieren.«

Genau darum geht es in der Therapie, die ich mit meinen Patienten verfolge. Natürlich sprechen wir über die Erkrankung und natürlich ist das Ziel, die Kopfschmerzen so gut wie möglich zu lindern. Gleichzeitig ist es genauso wichtig, die Dinge zu feiern, die gut funktionieren, die schmerzfreien oder reduzierten Zeiten zu nutzen und immer auch zu sehen, was vielleicht gut im Leben läuft und funktioniert.

Sabine erzählt, dass ihr in dieser Klinik sogar empfohlen wurde, nicht schwanger zu werden, weil sie sich dann nicht um ihre Kinder kümmern könnte und sie den Kindern möglicherweise die Migräne oder den Cluster-Kopfschmerz vererben könnte. Was für eine Überheblichkeit, jemandem eine solche Empfehlung zu geben. Die Entscheidung, ein Kind zu bekommen oder nicht, ist äußerst privat. Migräne oder auch Cluster-Kopfschmerzen können natürlich bei der Entscheidung eine Rolle spielen. Allerdings muss das jeder für sich allein entscheiden. Außerdem besteht immer die Möglichkeit, dass sich die Kopfschmerzen innerhalb der Schwangerschaft verbessern oder sogar aufhören.

»Ich habe mich davon gar nicht aus der Ruhe bringen lassen«, sagt Sabine. »Ich wusste immer, dass ich Kinder haben möchte und bin jetzt sehr glücklich mit dieser Entscheidung. Es wird immer wieder neue Medikamente für Cluster-Kopfschmerz und Migräne geben, selbst wenn meine Kinder darunter leiden, wird es in Zukunft wahrscheinlich noch bessere Therapiemöglichkeiten geben. Außerdem könnte sonst sicherlich fast niemand Kinder bekommen, weil jeder von uns Krankheiten oder Eigenschaften hat, die er nicht an die nächste Generation weitergeben möchte.«

Es gibt sogar Studien, die dieses Thema näher beleuchtet haben. Hier zeigte sich, dass Frauen mit Migräne manchmal auf Kinder verzichten, weil sie Angst haben, einem Kind nicht gerecht werden zu können. Eine andere Angst ist, dass man die Schwangerschaft gar nicht durchsteht, weil man keine Medikamente einnehmen darf oder womöglich mit den eingenommenen Medikamenten dem ungeborenen Kind schadet. Hier ist es wichtig, die Frauen gut über die Therapiemöglichkeiten aufzuklären! Es ist auch nicht so, dass Kinder automatisch die schlimme Migräne der Mutter oder des Vaters erben. Die Wahrscheinlichkeit, das Migräne-Gehirn weiterzugeben, ist zwar groß, wie genau sich die Migräne aber auf die Kinder auswirkt, ist überhaupt nicht vorauszusagen. Oft haben Kinder von schwer betroffenen Eltern nur eine ganz leichte Migräne, die das Leben überhaupt nicht relevant beeinträchtigt.

Natürlich kann und darf man sich gegen ein Kind entscheiden, aber man sollte es nicht aus unnötigen Gründen und falschen Ängsten tun. Oftmals kann man in einem Gespräch die meisten dieser Ängste aus dem Weg räumen.

STILLEN UND SUMATRIPTAN

In letzter Zeit machten plötzlich Schlagzeilen die Runde, dass Sumatriptan nicht mehr direkt vor dem Stillen eingenommen werden dürfe.

Die Europäische Arzneimittelagentur (EMA) hatte in einer erneuten Risikobewertung entschieden, dass Sumatriptan möglicherweise eine Gefahr für das gestillte Kind darstellen könnte, da ein kleiner Teil des Wirkstoffs nachweislich in die Muttermilch übergeht. Empfohlen wurde eine Stillpause von zwölf Stunden nach der Einnahme des Präparats.

Diese Meldung hat verständlicherweise viele Schwangere, Stillende und Frauen mit Kinderwunsch verunsichert. Schließlich ist es in der Praxis kaum umsetzbar, eine Migräne-Attacke unbehandelt auszuhalten, während man gleichzeitig ein Neugeborenes versorgt. Eine Followerin auf Instagram schrieb mir, dass sie in der ersten Schwangerschaft eine solche Stillpause eingehalten habe und dann bei jeder Migräne-Attacke ihre Mutter habe bitten müssen zu kommen, um ihr Kind zu versorgen.

Und eine empfohlene Stillpause von zwölf Stunden klingt theoretisch einfach, ist aber praktisch fast unmöglich: Man kann einem Baby nicht von heute auf morgen erklären, dass es plötzlich aus der Flasche trinken soll – das ist ein Prozess, der normalerweise über Wochen vorbereitet werden muss.

Hinzu kommt, dass wir heute sehr genau wissen, wie wichtig und gesund Stillen für Mutter und Kind ist – nicht nur für die Bindung, sondern auch für die Entwicklung des Immunsystems des Neugeborenen. Eine Empfehlung, auf eine gut wirksame Akutmedikation wie Sumatriptan zu verzichten, sollte also nur auf Basis sehr starker und überzeugender Daten ausgesprochen werden.

Schaut man sich die tatsächliche Datenlage an, zeigt sich jedoch: Es gibt gar keine neuen Erkenntnisse: Die Risikobewertung stützt sich auf zwei ältere, kleine Studien mit wenigen Probandinnen, in denen untersucht wurde, wie viel Sumatriptan in die Muttermilch übergeht. Dabei zeigte sich, dass nur ein kleiner Teil des Wirkstoffs in die Muttermilch gelangt – und davon wiederum nur ein Bruchteil tatsächlich das Kind erreicht, da der größte Teil im Magen-Darm-Trakt des Babys abgebaut wird.

Es gibt also keinerlei Hinweis darauf, dass eine direkte Gefahr für das Kind besteht. Und das ist bemerkenswert: Sumatriptan ist seit über 30 Jahren auf dem Markt und es gibt keinen einzigen dokumentierten Fall, der eine Schädigung des Kindes nach der Einnahme in der Stillzeit belegen würde.

Natürlich muss man in der Stillzeit immer abwägen, ob man ein Medikament wirklich benötigt. Aber Frauen in dieser Situation mit Schlagzeilen massiv zu verunsichern, ist nicht hilfreich. Besonders absurd wird es, wenn man berücksichtigt, dass Sumatriptan in der Schwangerschaft ausdrücklich als sicher gilt – und hier besteht eine direkte Verbindung über die Plazenta, sodass das ungeborene Kind dem Wirkstoff deutlich stärker ausgesetzt ist als ein gestilltes Neugeborenes.

Hier wird also mit zweierlei Maß gemessen und ich hoffe sehr, dass diese Risikobewertung in Zukunft noch einmal überprüft und angepasst wird – im Sinne einer realistischen, pragmatischen und vor allem beruhigenden Empfehlung für stillende Mütter.

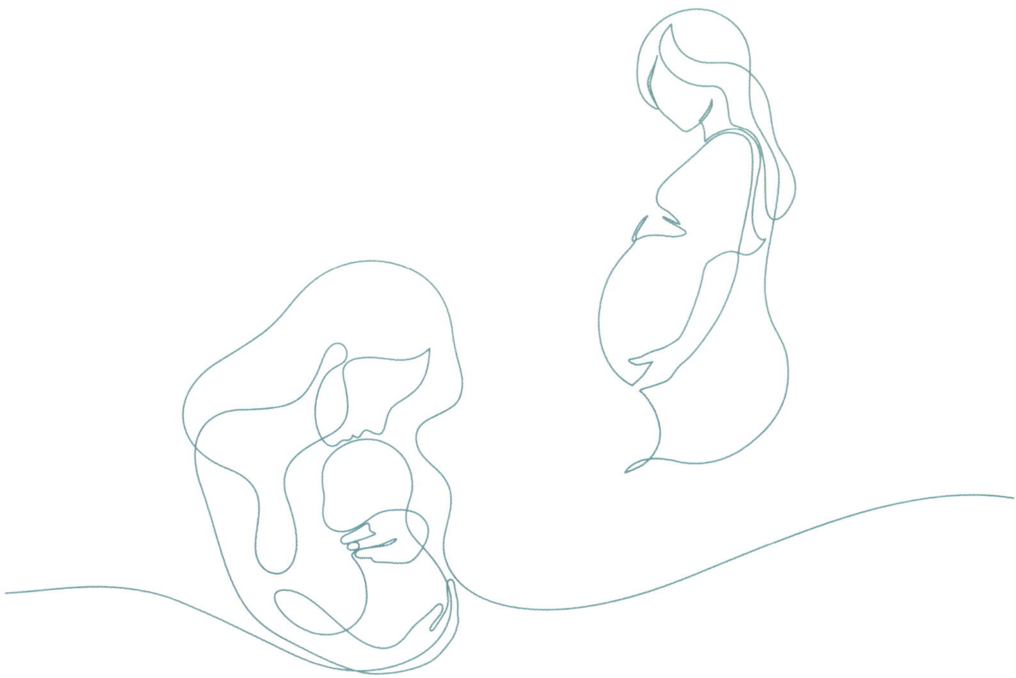

VERÄNDERUNGEN IN DEN WECHSELJAHREN

Mittlerweile ist vielen bekannt, dass sich die Migräne in den Wechseljahren verschlechtern kann. Das ist auch eine häufige Beobachtung in der Sprechstunde: Viele Frauen bemerken das gegen Ende ihres 30. Lebensjahres. Bevor du jetzt empört aufschreist: Ende 30 und Wechseljahre – hier sind wir schon mitten im großen Problem. Wenn man glaubt, Kopfschmerzerkrankungen seien schlecht diagnostiziert, wird man bei der Diagnose von Wechseljahren vollkommen entsetzt sein. Es gibt kaum eine so häufig auftretende natürliche Konstellation, die weder von Betroffenen noch von Ärzten richtig diagnostiziert wird. Täglich sitzen Frauen vor mir in der Sprechstunde, die über klare Symptome der Wechseljahre berichten, aber selbst der Ansicht sind, dass es keinesfalls die Wechseljahre sein könnten, oder noch gar nicht auf diese Idee gekommen sind, dass sie es sein könnten. Manche haben das Thema sogar bereits mit ihrer Gynäkologin besprochen und von ärztlicher Seite gehört, dass es sich keinesfalls um eine Symptomatik der Wechseljahre handeln könne.

Warum ist das so? Die Problematik liegt darin, dass die Symptome der Wechseljahre oft diffus sind. Sie beginnen nicht von einem Tag auf den anderen, sondern sind ein fließender Prozess mit wechselnden Symptomen. Wie der Name schon sagt, sind es Jahre und nicht Tage mit Symptomen. Unabhängig davon, ob man seine Menstruation noch hat oder bereits seit Jahren nicht mehr: Trotzdem kann man in den Wechseljahren sein.

Zum Verständnis vergleiche ich das häufig mit der Pubertät. Niemand glaubt, dass man einen Hormontest braucht, um festzustellen, ob ein 14-jähriges Mädchen in der Pubertät ist. Wenn man hört, wie es Türen knallt, kann man ziemlich sicher sein, dass hormonelle Veränderungen im Gange sind. Niemand glaubt auch, dass die Pubertät eine Sache von wenigen Monaten ist. Erst neulich saß ein neunjähriges Mädchen vor mir in der Sprechstunde, das bereits offensichtliche Anzeichen pubertärer Veränderungen zeigte – und es wird noch Jahre in der Pubertät sein. Gar nicht selten trifft man auch Menschen Anfang 20, die noch nicht vollständig aus der Pubertät heraus sind. Warum fällt es uns so schwer, das bei den Wechseljahren ebenso anzuerkennen?

Ein Problem ist sicherlich, dass vorherige Frauengenerationen wenig über die Wechseljahre gesprochen haben. Es war im Prinzip ein Thema, das in der allgemeinen Bevölkerung nicht diskutiert wurde. Deshalb wurden viele Töchter von ihren Müttern auch nicht darauf vorbereitet, was auf sie zukommt. Dabei könnte das durchaus helfen, die Symptome des eigenen Körpers besser zu deuten.

Zuallererst: Man ist in den Wechseljahren, wenn man Symptome der Wechseljahre spürt. Dafür braucht man keine aufwändige Hormondiagnostik. Zumal bei hormoneller Abnahme täglich unterschiedliche Spiegel gemessen werden können – das ist ja gerade der Ausdruck der Wechseljahre, dass die Hormone ihre Spiegelstabilität verlieren. Im Einzelfall kann es dennoch sinnvoll sein, Hormone zu kontrollieren. Das sollte man aber mit der Gynäkologin oder dem Gynäkologen besprechen.

Was sind typische Symptome der Wechseljahre? Klar, die Hitzewallungen kennt wahrscheinlich fast jede, aber auch Schlafstörungen sind häufig ein erstes Anzeichen dafür, dass die Wechseljahre beginnen. Dazu kommen Erschöpfungszustände, der berühmte *Brain Fog,* Scheidentrockenheit, sexuelle Probleme. Die Leistungsfähigkeit sinkt, das Gewicht steigt, Blasenschwäche und Harnwegsinfektionen können sich einstellen, Haarausfall kann ein Thema sein. Viele Frauen entwickeln in dieser Phase ausgeprägte Stimmungsschwankungen. Man knallt nun nicht mehr mit den Türen, sondern spürt eine innere Unruhe, Depression und Reizbarkeit. Viele nehmen das Ganze auch als ein Gefühl der allgemeinen Unzufriedenheit wahr. Nun kannst du dreimal raten, welche Diagnose bei diesen Frauen am häufigsten gestellt wird. Trommelwirbel ... Depression! Hast du richtig geraten? Da sich die Migräne in dieser Zeit oftmals verstärkt oder auch erstmalig auftritt, stellen sich womöglich noch Kopfschmerzen und Schwindel ein. Dann fühlen sich viele in der Diagnose einer psychosomatischen Erkrankung bestätigt. Dabei handelt es sich um physiologische Prozesse, die klare Symptome haben und nicht mit einer rein psychosomatischen Erkrankung gleichzusetzen sind.

Warum ist diese Unterscheidung wichtig? Ich betone es immer wieder: Ohne richtige Diagnose gibt es keine richtige Therapie. Wenn man glaubt, dass eine Patientin aufgrund einer psychosomatischen Erkrankung diese Beschwerden hat, wird sie intensiv mit Psychotherapie und eventuell psychiatrischen Medikamenten behandelt. Nicht wenige Patientinnen beginnen in dieser Zeit mit einer Therapie mit Antidepressiva. Das ist nicht per se falsch, da das zunächst gegen die depressive Symptomatik hilft. Aber es behandelt nicht den Kern des Problems. Wichtig ist hier, sich auf gynäkologischer Seite einen guten Partner zu suchen, der bei der Behandlung der Wechseljahresbeschwerden unterstützt. Das kann heutzutage sehr gut mit bioidentischen Hormonen gemacht werden. Diese Hormone werden gut vertragen und erhöhen nicht das früher vermutete Risiko von Krebserkrankungen. Vielmehr können sie Frauen sogar vor Osteoporose, Demenz und Arthrose schützen.

Hilft eine Therapie mit bioidentischen Hormonen auch gegen Migräne? Das wissen wir leider zum jetzigen Zeitpunkt noch nicht wirklich gut. Die Therapie hilft exzellent gegen die anderen Wechseljahresbeschwerden, aber ihr Einfluss auf Migräne ist bislang unbekannt. In Einzelfällen habe ich immer wieder Patientinnen gesehen, die bezüglich der Migräne sehr gut auf die Therapie ansprachen, aber insgesamt habe ich eher den Eindruck, dass es wenig Einfluss hat, ob man die Hormone einnimmt oder nicht. Eine Verschlechterung der Migräne habe ich allerdings auch nicht bemerkt, sodass ein Therapieversuch durchaus sinnvoll sein kann. Hierbei ist sehr wichtig: In den Wechseljahren darf auch bioidentes Östrogen eingesetzt werden, selbst dann, wenn eine Migräne mit Aura vorliegt. Die Warnhinweise für vermehrte Schlaganfälle und Herzinfarkte, wie sie für die östrogenhaltige Antibabypille bei Migräne mit Aura existieren, gibt es hier nicht.

Bezüglich der Migräne können die gleichen prophylaktischen und akuten Medikamente verwendet werden wie vor den Wechseljahren. Ansonsten gilt es zu hoffen, dass die Wechseljahre einfach nicht zu lange dauern …

10
WENN ES NICHT MIGRÄNE IST

Andere Kopf- und Gesichtsschmerzen

Beim Lesen des Buches könnte der Eindruck entstehen, dass am Ende alles immer eine Migräne ist. Das stimmt zwar oft, aber keinesfalls immer. Das Problem bei Migräne ist eher, dass sie zu wenig diagnostiziert wird – und nicht, dass sie zu viel diagnostiziert wird. Ich sage zu meinen Kollegen immer mit einem Augenzwinkern: »Bei Kopfschmerzen erst mal darüber nachdenken, warum es keine Migräne ist.«

Aber natürlich gibt es auch wichtige andere Kopfschmerzarten. Um sie abzugrenzen, hilft häufig bereits eine gute Anamnese. Die Abgrenzung ist wichtig, da nur die richtige Diagnose am Ende zur richtigen Therapie führen kann.

Fallbeispiel 51

Peter und der stechende Kopfschmerz

»Frau Doktor, immer wieder sticht es an meinem Kopf«, sagt Peter, ein 30-jähriger Migräne-Patient, den ich schon seit vielen Jahren kenne. »Ich kann mich überhaupt nicht richtig konzentrieren, weil ich Angst habe, dass es sich um einen Hirntumor handeln könnte.«

»Wie fühlt sich das Stechen denn genau an und wo ist es lokalisiert?«, frage ich nach. Eine genaue Anamnese ist ungeheuer wichtig für die Analyse von Kopfschmerzen. Man hat ja meistens nicht mehr als das, was die Patienten erzählen, da es bislang keine Biomarker oder Nachweismethoden für primäre Kopfschmerzen gibt. Die Diagnose lässt sich aber meistens sehr gut anhand der Beschreibung der Betroffenen stellen. Und wer könnte die Symptome besser beschreiben als der Betroffene selbst?

»Es sticht immer an einer bestimmten Stelle an der Oberseite des Kopfes.« Peter zeigt dabei auf eine bestimmte Stelle oberhalb der Stirn am behaarten Kopf. Ich schaue mir die Stelle genauer an. Von außen ist nichts zu sehen. Es ist immer wichtig, sich die schmerzenden Hautstellen anzuschauen, da ein solches Stechen durchaus auch von einem Herpes zoster, also einer Gürtelrose, kommen kann. Hier ist aber keine Gürtelrose in Sicht.

»Seit wann haben Sie die Beschwerden?«, frage ich. »Schon ein paar Monate«, antwortet Peter. »Allerdings machen sie mir vor allem in den vergangenen Wochen Sorgen. Da hatte ich beruflichen Stress und in dieser Phase hat sich das Stechen deutlich verstärkt.«

Viele Migräne-Patienten erzählen – unabhängig von den eigentlichen Migräne-Schmerzen – auch noch von stechenden Schmerzen. Früher nannte man diese *Ice Pick Headaches,* also Eispickel-Kopfschmerzen. Heute spricht man hier von einem primär stechenden Kopfschmerz. Dieser tritt zusätzlich bei vielen Kopfschmerzerkrankungen auf, nicht nur bei Migräne, sondern auch beim Spannungskopfschmerz oder beim Cluster-Kopfschmerz. Die meisten werden dieses kurze Stechen wahrscheinlich kennen und ihm keinen Krankheitswert beimessen. Tritt dieser stechende Kopfschmerz selten auf, stört er meistens auch nur wenig und ist lediglich im Moment des Auftretens unangenehm. Er dauert in den meisten Fällen nur wenige Sekunden an. Wahrscheinlich handelt es sich hierbei um einen Ausdruck des überreizten Migräne-Gehirns. Häufig tritt der stechende Kopfschmerz nur phasenweise auf und verschwindet nach einiger Zeit wieder – so, wie er gekommen ist. In einigen Fällen sieht man auch eine Assoziation mit einem grippalen Infekt, sodass man in diesen Fällen den primär stechenden Kopfschmerz auch mal als eine Art Erkältungsschnupfen des Nervensystems deuten kann. Notwendig wird eine Behandlung nur, wenn es zum gehäuften Auftreten der Stiche kommt und Betroffene besonders schmerzgeplagt sind. Dann kann die Einnahme einer prophylaktischen Medikation, zum Beispiel eines Betablockers, oder auch die Einnahme von Indometacin, eines Schmerzmittels, über einen gewissen Zeitraum sinnvoll sein. In den meisten Fällen reicht es aber, den Betroffenen zu beruhigen und zu erklären, dass es sich um kein gefährliches Phänomen handelt. Peter wirkt nach unserem Gespräch erleichtert. Wahrscheinlich wird er auf die vorgeschlagene Medikation verzichten, da er nun keine Angst mehr hat, dass es sich um einen Hirntumor handeln könnte.

Immer wieder lese ich, dass der Spannungskopfschmerz die häufigste Kopfschmerzart ist. Ob das so ist? Vielleicht. Was aber auf jeden Fall stimmt, ist, dass viele Menschen denken, dass sie unter Spannungskopfschmerzen leiden, und viele Ärzte gern diese Diagnose stellen. Spannungskopfschmerz klingt irgendwie nach Arbeit und Anstrengung. Auf jeden Fall klingt er deutlich weniger stigmatisierend als Migräne. Es ist also gar nicht verwunderlich, dass Menschen diese Diagnose viel lieber bekommen wollen als Migräne, auch wenn es möglichweise gar kein Spannungskopfschmerz ist.

Fallbeispiel 52

Georg und der Spannungskopfschmerz

»Ich habe ganz starken Spannungskopfschmerz«, sagt Georg, ein etwa 40-jähriger Mann, der vor mir sitzt. »Das geht schon seit vielen Jahren so. Mittlerweile ist es aber ein großes Problem geworden. Ich arbeite in einer Anwaltskanzlei, wo es sehr stressig ist. Da kann ich nicht einfach tageweise ausfallen. Wenn ich zu viel am Schreibtisch sitze, verspannt sich mein Nacken und ich bekomme starke Schmerzen im Hinterkopf und teilweise auch auf der rechten Kopfhälfte.«

Ich frage nach: »Wie sieht es mit Lichtempfindlichkeit, Lärmempfindlichkeit und dem Bedürfnis nach Ruhe aus?«

»Na ja, so ganz laut mochte ich es noch nie. Und wenn die Kopfschmerzen da sind, bleibe ich zu Hause und gehe abends nicht mehr zum Sport.«

Ich frage nach Aura-Symptomen: »Gibt es manchmal ein Flimmern vor den Augen, wie bei einem Kaleidoskop, oder wird mal das Gesicht oder die Zunge taub?«

»Das mit dem Flimmern kenne ich schon ganz lange«, sagt Georg. »Das ist, wenn ich zu wenig getrunken habe.«

»Wie lange dauert das Flimmern?«, frage ich weiter nach.

»Ja, so etwa 30 Minuten. Danach kommt der Kopfschmerz. Das ist mir gar nicht aufgefallen. Ich warte eigentlich immer nur, bis es wieder vorbei ist.«

»Hat sonst jemand in der Familie Kopfschmerzen?«

»Ja, meine Mutter hatte früher Migräne. Mittlerweile hat sie aber keine mehr.«

»Das, was Sie berichten, ist eine klassische Migräne«, erkläre ich ihm. Er schaut mich erstaunt, aber auch zweifelnd an. Ich merke, dass er mit der Diagnose nicht so richtig etwas anfangen kann.

»Migräne? Das glaube ich jetzt nicht. Da muss man sich doch übergeben und in einem dunklen Raum liegen«, merkt Georg an. »Das habe ich ja gar nicht. Außerdem schmerzt mein Kopf auf beiden Seiten und im ganzen Kopf und vor allem im Nacken.«

»Sie haben in wenigen Sätzen die größten Missverständnisse bezüglich Migräne sehr gut zusammengefasst. Viele denken immer noch – und das gilt nicht nur für Patienten, sondern leider auch für viele Ärzte –, dass eine Migräne immer der schlimmste Kopfschmerz sein muss, also eine zehn von zehn oder acht von zehn auf der Schmerzskala. Aber eine Migräne kann auch einfach ein starker, beeinträchtigender Kopfschmerz sein, ohne gleich die höchste Schmerzintensität zu haben. Ganz viele Menschen können auch mit einer Migräne arbeiten gehen, vielleicht nicht so effektiv wie ohne Kopfschmerzen, aber dennoch gut genug, um nicht zu Hause bleiben zu müssen. Oft ist die Migräne in vielen Fällen auch nicht einseitig. Viele Patienten klagen über beidseitige Kopfschmerzen, Nackenschmerzen, Stirnschmerzen oder Gesichtsschmerzen. Es ist ein Mythos, dass ein Migräne-Kopfschmerz immer pochend sein muss; er kann auch drückend und ziehend sein«, kläre ich ihn auf.

In Deutschland wird das Vorliegen von Spannungskopfschmerzen sehr überschätzt und das Vorliegen einer Migräne unterschätzt. Warum das so ist, ist mir immer noch nicht ganz klar. Sicherlich liegt es an einer nach wie vor vorhandenen Stigmatisierung: Migräne ist eine Erkrankung, von der viele denken, dass sie hauptsächlich Frauen betrifft und dass Migräne als Ausrede angesehen wird, wenn man keinen Sex haben oder sich vor sozialen Aktivitäten drücken möchte.

Der Spannungskopfschmerz ist viel positiver besetzt. Er hat etwas mit Verspanntheit zu tun, was natürlich heißt, dass man vor allem angespannt gearbeitet hat. Er ist im Prinzip ein Ausdruck von Leistungsfähigkeit. Die Migräne dagegen wird oft als ein Zeichen von Schwäche wahrgenommen. Wichtig ist, Betroffenen in einem solchen Fall genau zu erklären, warum man der Ansicht ist, dass es sich um eine Migräne und nicht um einen Spannungskopfschmerz handelt. Das hat nicht nur akademische Gründe – natürlich möchte man, dass Patienten die richtige Diagnose bekommen –, sondern es macht auch therapeutisch einen riesigen Unterschied. Man behandelt eine Migräne einfach vollkommen anders als einen Spannungskopfschmerz.

In Vorträgen sage ich häufig, dass Patienten mit Spannungskopfschmerzen oft keinen Leidensdruck verspüren, der sie zum Arzt führt. Ärztliche Kollegen gucken mich dann häufig erstaunt an und sagen: »Das kann gar nicht sein, meine ganze Sprechstunde ist voll von Patienten mit Spannungskopfschmerzen.« Ich bitte sie dann immer, noch mal genau bei ihren Patienten zu schauen, ob diese nicht doch unter einer Migräne leiden könnten. Ein Spannungskopfschmerz wird erst dann wirklich relevant, wenn er chronisch auftritt und praktisch jeden Tag da ist. Das ist jedoch ein seltenes Phänomen.

Zudem gibt es eine interessante Beobachtung: Viele Patienten mit Migräne glauben, dass sie zusätzlich Spannungskopfschmerzen haben. Sie ordnen alle Kopfschmerzen, die nicht die höchste Intensität haben, die sie von ihrer Migräne kennen, einfach als Spannungskopfschmerzen ein. Ich habe oft erlebt, dass Patienten es kaum glauben konnten, dass es sich bei den anderen Kopfschmerzen nicht um Spannungskopfschmerzen handelt. Wenn sie eine Therapie gegen Migräne ausprobieren, stellen sie plötzlich fest, dass der Kopfschmerz darauf anspricht. Das würde ein Spannungskopfschmerz nicht tun. Kürzlich habe ich ein sehr schönes Video einer Influencerin bekommen, die beschrieb, dass ihr Mann immer unter Migräne und diesen Spannungskopfschmerzen gelitten habe. Sie hat nun bei dem »Spannungskopfschmerz« ein Triptan ausprobiert und kann es kaum glauben: Es wirkt.

Diesbezüglich wurden sogar die Leitlinien und Diagnosekriterien geändert. Früher dachte man, dass es typisch sei, dass Menschen unter

Migräne und Spannungskopfschmerzen leiden, und deswegen wurde bei vielen gleichzeitig beide Diagnosen gestellt. Heutzutage wissen wir: Wenn jemand Migräne hat, gehören die übrigen Kopfschmerzen im Monat meist auch zur Migräne.

Das Allerwichtigste in der Kopfschmerzmedizin – deshalb betone ich es auch immer wieder in diesem Buch sowie im Gespräch mit Kollegen und jungen Assistenzärztinnen und -ärzten – ist die richtige Diagnosestellung. Kopfschmerz an sich ist nur eine Beschreibung eines Schmerzes, der irgendwo oberhalb des Halses stattfindet. Ohne eine richtige Diagnose kann keine adäquate Therapie erfolgen, da die verschiedenen Kopfschmerzarten vollkommen unterschiedlich behandelt werden. Deshalb ist es sehr wichtig, die richtigen Fragen zu stellen, um die richtige Kopfschmerzdiagnose zu stellen.

Fallbeispiel 53
Sandy mit trigeminoautonomen Kopfschmerzen

Sandy, eine junge Frau Mitte 20, stellt sich zum ersten Mal im Kopfschmerzzentrum vor. Sie ist seit einigen Jahren von Kopfschmerzen betroffen und war schon bei einigen Neurologen in Behandlung. Dort wurde immer die Diagnose einer Migräne oder von Spannungskopfschmerzen gestellt – und entsprechend diesen Diagnosen wurde sie behandelt, ohne dass es zu einer wirklichen Besserung der Beschwerden kam.

»Erzählen Sie einfach mal, wann der Kopfschmerz begonnen hat und wie er sich anfühlt«, sage ich zu ihr. Sandy beginnt zu erzählen: »Seit etwa drei Jahren leide ich unter einem Kopfschmerz auf der rechten Seite meines Kopfes. Der Schmerz ist praktisch immer da, aber manchmal wird er so stark, dass ich ihn kaum aushalten kann, und manchmal lässt die Schmerzstärke auch nach, sodass ich ihn irgendwie verkraften kann. Ich habe alle möglichen Schmerzmittel ausprobiert, aber die helfen einfach nicht. Triptane habe ich ebenfalls versucht, doch auch hier keine Wirkung.«

»Sind irgendwelche weiteren Symptome vorhanden?«, frage ich nach. »Na ja, manchmal tränt das Auge sehr stark auf der Seite des Kopfschmerzes und die Nase läuft auch, aber das ist nicht immer der Fall. Übergeben muss ich mich eigentlich nicht. Der Kopfschmerz ist immer nur rechts, er wechselt nie die Seite.«

Eine umfangreiche Voruntersuchung war im Vorfeld der Vorstellung bei uns im Kopfschmerzzentrum bereits erfolgt. Das ist ein Vorteil, wenn man in einem Tertiärzentrum, also einem Zentrum der Endversorgung von Patienten, arbeitet, da diese meistens schon sehr viele Voruntersuchungen mitbringen und man praktisch keine weitere Diagnostik mehr benötigt. Sie hatte eine cMRT erhalten, bei der keine Auffälligkeiten festgestellt wurden. Zudem war sie beim Augenarzt, beim HNO-Arzt und beim Neurologen – ebenfalls immer ohne auffällige Befunde.

Die Kopfschmerzen, die Sandy schildert, sind sogenannte trigeminoautonome Kopfschmerzen. Darunter versteht man eine Gruppe von Kopfschmerzarten, die streng einseitig auftreten, also immer nur eine Kopfhälfte oder eine Seite hinter dem Auge betreffen können. Auch eine Migräne kann streng einseitig sein, aber in den meisten Fällen wechselt sie zumindest sporadisch die Seite, sitzt auch mal im Nacken oder in der Stirn. Bei den trigeminalen autonomen Kopfschmerzen gibt es typische Begleitsymptome, nämlich die sogenannte trigeminoautonome Symptomatik. Diese umfasst ein tränendes Auge, eine Rötung des Auges, eine laufende Nase, eine verstopfte Nase, ein Hängen des Augenlids und Ohrendruck. All diese Symptome betreffen zumeist nur die Seite, an der der Kopfschmerz auftritt. Diese autonomen Symptome können auch bei einer Migräne auftreten, aber wenn ein Kopfschmerz streng einseitig ist und diese Symptome als Begleiterscheinungen hat, liegt der Verdacht nahe, dass es sich um einen trigeminoautonomen Kopfschmerz handelt.

Es gibt es verschiedene Untergruppen der trigeminoautonomen Kopfschmerzen, die anhand der Dauer der Kopfschmerzattacken unterschieden werden können: Das kürzeste Syndrom ist das sogenannte SUNCT-Syndrom, bei dem die einzelne Schmerzattacke nur wenige Sekunden bis zu zwei Minuten dauert und teilweise mehrere hundertmal pro Tag auftreten kann. Dann gibt es die paroxysmale Hemikranie, die zwischen 2 Minuten und 30 Minuten dauert, den Cluster-Kopfschmerz mit Attacken von 15 Minuten bis zu drei Stunden und schließlich die Hemicrania continua, einen dauerhaft vorhandenen Kopfschmerz, der zusätzlich aufgesetzte Attacken mit trigeminoautonomen Beteiligungen aufweist. Bei streng einseitigen Kopfschmerzen wie bei Sandy mit der typischen trigeminoautonomen Symptomatik liegt zunächst der Verdacht einer Hemicrania continua nahe.

Es ist sehr wichtig, diese Diagnose zu stellen, da die Hemicrania continua nicht auf normale Schmerzmittel anspricht und nicht gut behandelt werden kann. Es gibt jedoch ein spezielles Medikament, das bei dieser Kopfschmerzart wirksam ist: Indometacin. Es ist ein Medikament, das ähnlich wie Ibuprofen wirkt, also auch aus der Gruppe der nichtsteroidalen Antirheumatika stammt, aber spezifische Eigenschaften bezüglich der Hirndurchblutung aufweist und daher bei einigen speziellen Kopfschmerzarten besonders wirksam ist. Wird Indometacin bei Hemicrania continua richtig dosiert, sind die Patienten häufig schon nach wenigen Tagen vollständig beschwerdefrei. Es ist wichtig, eine ausreichende Dosierung von Indometacin zu finden, da eine zu niedrige Dosierung oft nicht ausreicht, um die Schmerzen richtig zu behandeln. Wenn das Medikament dann wirksam ist, kann man die Dosis allmählich reduzieren, bis man die minimale effektive Dosis gefunden hat, um die Betroffenen so gering wie möglich zu behandeln. Das ist wichtig, da alle nichtsteroidalen Antirheumatika Magenschmerzen verursachen können, die dann die Behandlung einschränken.

Bislang liegen nicht viele Forschungsdaten zu dieser Kopfschmerzerkrankung vor, aber ich habe Patienten über zehn oder 15 Jahre mit Hemicrania continua behandelt. Es hat sich gezeigt, dass bei vielen

Patienten der Kopfschmerz nach einer Therapiezeit wieder aufhört. Deshalb ist es sinnvoll, etwa alle drei Monate zu versuchen, die Dosis zu reduzieren oder das Medikament sogar ganz abzusetzen.

Grundsätzlich sollte bei jedem streng einseitigen, dauerhaft vorhandenen Kopfschmerz auch an eine Hemicrania continua gedacht werden und im Zweifelsfall ein Therapieversuch mit Indometacin unternommen werden. Dieser dauert nur zehn Tage – und danach weiß man relativ sicher, ob die Therapie mit diesem Medikament anschlägt oder nicht.

Fallbeispiel 54
Frauke mit dem Cluster-Kopfschmerz

Es ist Montagmorgen und in meiner Sprechstunde sitzt Frauke. Auf ihrer Überweisung steht »Cluster-Kopfschmerz«. Auch wenn ein auswärtiger Arzt diese Verdachtsdiagnose gestellt hat, ist es wichtig, noch mal zu überprüfen, ob sie wirklich stimmt. Frauke ist eine 35-jährige Lehrerin, die durch die Kopfschmerzattacken, die sie lange versucht hatte, mit Ibuprofen zu behandeln, einen sehr hohen Leidensdruck hat. »Oft kann ich gar nicht richtig unterrichten, weil mein Kopf so schmerzt. Das geht nun schon seit fünf Jahren so.«

Um Kopfschmerzen richtig zuzuordnen, ist vor allem die Attackendauer von größter Wichtigkeit. Anhand dieser kann oftmals bereits die richtige Diagnose gestellt werden. »Wie lange dauern Ihre Kopfschmerzattacken?«, frage ich Frauke. Sie antwortet, dass die meisten Attacken zwischen drei und vier Stunden dauern. Das ist ein relativ ungewöhnlicher Zeitraum, weil ein Cluster-Kopfschmerz normalerweise kürzer ist, nämlich maximal drei Stunden, und eine Migräne eher länger, also vier Stunden und mehr. An dieser Stelle ist es wichtig, noch einmal nachzufragen, ob wir hier von behandelten oder unbehandelten Kopfschmerzattacken sprechen. Frauke lacht kurz auf und sagt dann: »Unbehandelt, das wäre gar nicht auszuhalten. Unbehandelt würden die Attacken den ganzen Tag und wahrscheinlich auch noch die ganze Nacht anhalten.« Diese Attackendauer ist viel zu lange für einen Cluster-Kopfschmerz.

Außerdem berichtet sie, dass der Kopfschmerz häufig im ganzen Kopf auftritt oder am Nacken beginnt und dann nach vorn zieht. Warum könnte es nun aber doch ein Cluster-Kopfschmerz sein? Die Antwort ist relativ einfach: »Während meiner Attacken tränt mein linkes Auge und die linke Nasenseite läuft.« Das sind sogenannte autonome Symptome, die in der Gruppe der trigeminoautonomen Kopfschmerzen – zu der der Cluster-Kopfschmerz gehört – relativ typisch sind. Allerdings treten diese autonomen Symptome nicht nur bei Cluster-Kopfschmerzen auf, sondern auch bei etwa 15 bis 20 Prozent der Migräne-Patienten. Es ist also gar nicht untypisch, dass eine Migräne-Patientin berichtet, dass während der Attacke auch mal das Auge oder die Gesichtshälfte gerötet ist, die Nase läuft oder verstopft ist oder das Augenlid herunterhängt. Häufig führt das aber zur falschen Diagnose, der dann natürlich eine falsche Behandlung folgt.

Wie sieht aber nun ein typischer Cluster-Kopfschmerz aus? Cluster-Kopfschmerzen sind der häufigste trigeminoautonome Kopfschmerz. Die Attacken dauern zwischen 15 und 180 Minuten und können bis zu achtmal am Tag auftreten. Häufig werden Patienten auch mitten in der Nacht von diesen Attacken geweckt.

Fallbeispiel 55

Linn und der Cluster-Kopfschmerz

Linn, eine 30-jährige Informatikerin, stellt sich erstmalig mit ihrem Freund bei uns in der Sprechstunde vor. »Seit zwei Wochen habe ich stärkste Schmerzen hinter dem rechten Auge. Die Attacken dauern immer 30 bis 60 Minuten an. Es ist kaum auszuhalten.« Ihr Freund ergänzt: »Man sieht ihr die Schmerzen förmlich an, das Auge hängt runter und ist ganz gerötet.«

»Wie viele Attacken haben Sie denn im Augenblick?«, frage ich sie. »Die meisten Attacken kommen nachts, deswegen habe ich schon nächtelang nicht mehr geschlafen. Aktuell sind es etwa vier. Ich hatte so etwas vor zwei Jahren schon einmal, da dachte man aber, es sei eine Sinusitis. Nach ein paar Tagen hat es wieder aufgehört und ich habe mir keine Gedanken mehr darüber gemacht.

Mein Hausarzt hat nun gesagt, es könnte ein Cluster-Kopfschmerz sein. Aber er ist unsicher, weil ich eine Frau bin. Cluster-Kopfschmerz würde er nur bei Männern kennen. Wir haben bereits eine MRT machen lassen, da sieht man aber gar nichts.«

»Das ist ein typischer Cluster-Kopfschmerz«, sage ich ihr. »Wird er denn schon behandelt?«

»Ich habe Paracetamol und Ibuprofen ausprobiert, aber das funktioniert überhaupt nicht. Jetzt hat der Hausarzt mir Tramadol verschrieben. Ich habe das Gefühl, dass das ein bisschen hilft.«

»Ganz typisch für den Cluster-Kopfschmerz ist, dass er auf normale Schmerzmittel nicht anspricht, sodass Patienten relativ schnell herausfinden, dass eine einfache Ibuprofen-Tablette nicht hilft. Nur manchmal haben sie den Eindruck, wenn der Schmerz schnell wieder weg ist, dass es das Ergebnis der Medikamente ist. In Wirklichkeit ist es aber einfach der

Schmerz, der schon wieder vorbei ist. Was man nicht machen sollte, ist, den Cluster-Kopfschmerz oder jeden anderen primären Kopfschmerz mit Opioiden zu behandeln. Zum einen machen diese Medikamente stark abhängig, zum anderen helfen sie nicht richtig und betäuben eher, als dass sie den Schmerz bekämpfen. Im Augenblick haben Sie also keine richtig wirksame Akutmedikation?«, frage ich die Patientin.

»Offenbar nicht«, seufzt sie. »Ich bin wirklich verzweifelt. Ich kann so nicht arbeiten gehen, ich halte das einfach kaum noch aus.«

»Es ist für mich schrecklich, sie so zu sehen«, sagt ihr Freund. »Gibt es denn gar nichts, was wir tun können?«

»Doch, natürlich«, erwidere ich. »Es gibt mehrere Optionen für die Akuttherapie. Zum einen wirkt 100-prozentiger Sauerstoff häufig sehr gut. Dafür braucht man eine Mund-Nasen-Maske, die fast das ganze Gesicht bedeckt. Die Nasenstöpsel, über die manchmal Sauerstoff gegeben wird, reichen hier nicht aus. Es muss sich um einen Rückatmungsbeutel handeln, über den 100-prozentiger Sauerstoff mit einer Flussrate von 7 bis 15 Litern pro Minute eingeatmet wird. Das bedeutet, man dreht die Sauerstoffflasche voll auf.«

»Aber wie komme ich zu dieser Sauerstoffflasche?«, fragt Linn. »Ich verschreibe Ihnen den Sauerstoff und das Sanitätshaus liefert Ihnen die Sauerstoffflasche direkt nach Hause. Sie können eine große 10-Liter-Flasche für zu Hause haben oder auch eine 2-Liter-Flasche für unterwegs, damit Sie mit Sauerstoff versorgt sind. Die Behandlung mit Sauerstoff bietet sich vor allem dann an, wenn Sie den Anfang der Attacke mitbekommen. Es dauert etwa 20 Minuten, bis eine solche Attacke gut behandelt ist. Alternativ kann man Triptane für die Akutbehandlung des Cluster-Kopfschmerzes einsetzen. Dabei muss man aber schnell wirksame Triptane verwenden, weil die normalen Triptane als Tablette zu langsam sind. Bis die wirken, ist der Cluster-Kopfschmerz schon wieder vorbei. Bei den Triptanen gibt es zwei Möglichkeiten: Einmal gibt es ein Nasenspray. Hier wirkt das Zolmitriptan-Nasenspray schneller als das Sumatriptan-Nasenspray, aber beide können grundsätzlich eingesetzt werden. Außerdem gibt es Sumatriptan als Injektionsspritze, dann wirkt es besonders schnell und effizient.«

»Soll ich mich selbst spritzen?«, fragt Linn. »Es ist keine klassische Spritze, sondern ein Pen, den man einfach auf den Oberschenkel, den Bauch oder den Oberarm aufsetzt und abdrückt. Sie müssen keine Vene finden, es ist nur am Anfang etwas Überwindung, aber dann ganz einfach«, beruhige ich sie.

»Wie häufig darf ich denn das Triptan pro Tag nehmen?«

»Triptane können Sie etwa zwei- bis dreimal pro Tag einsetzen. Hier ist es ganz wichtig zu wissen: Es existiert beim Cluster-Kopfschmerz kein klassischer Medikamentenübergebrauchskopfschmerz, das heißt, Sie dürfen durchaus mehr als zehn Tage im Monat Akutmedikation einnehmen, sogar täglich, ohne eine Verschlechterung des Cluster-Kopfschmerzes zu riskieren.«

»Kann ich auch irgendwas machen, damit dieser Cluster-Kopfschmerz wieder aufhört?«, fragt sie.

»Absolut«, antworte ich. »Zum einen versuchen wir Cortison über 17 Tage. Damit hört eine solche Cluster-Episode häufig wieder auf und Sie sind durchaus Monate oder sogar Jahre beschwerdefrei. Sollte das nicht ausreichen, gibt es zwei andere Medikamente, Verapamil und Lithium, die dann eingesetzt werden können. Anders als bei der Migräne streben wir beim Cluster-Kopfschmerz völlige Beschwerdefreiheit an, sodass Patienten wirklich keine Attacken mehr haben, zumindest für einen längeren Zeitraum. Wenn alles gut funktioniert, müssen

Sie Lithium oder Verapamil nicht für immer einnehmen. Sie könnten die Medikation langsam wieder absetzen, wenn Sie sechs Wochen beschwerdefrei sind.«

Linn und ihr Freund wirken erleichtert. »Ich hatte schon Angst, dass wir gar nichts machen können«, sagt sie. »Mit diesen unerträglichen Schmerzen jeden Tag könnte ich wirklich nicht weiterleben.«

Der Cluster-Kopfschmerz ist eine ganz besondere Erkrankung, denn er verläuft episodenhaft, typischerweise im Herbst und im Frühjahr. Die Patienten haben in einer Phase bis zu acht Attacken am Tag und dann schließt sich wieder eine Zeit an, in der sie gar keine Schmerzen haben. In der Sprechstunde bemerken wir, dass Cluster-Kopfschmerzen zu bestimmten Zeitpunkten häufiger auftreten können. Das kann zum Beispiel der Fall sein, wenn der Winter ungewöhnlich warm ist und die Cluster-Periode im Frühjahr zu einem anderen als üblichen Zeitpunkt beginnt. Diese Wechsel zwischen Phasen mit und ohne Attacken nennt man In- und Outside-of-Cluster-Perioden. Es gibt auch Fälle, bei denen über das Jahr hinweg vereinzelte Attacken auftreten, was jedoch eher ungewöhnlich ist.

Bei den meisten Patienten tritt keine Chronifizierung auf, aber bei einigen kommt es dazu, dass eine Cluster-Episode nicht mehr endet. Wenn ein Patient innerhalb eines Jahres weniger als einen Monat beschwerdefrei war, spricht man von einem chronischen Cluster-Kopfschmerz. Gleiches gilt, wenn es über ein Jahr hinweg nicht möglich ist, die Medikation mit Lithium oder Verapamil abzusetzen, weil sofort wieder Attacken auftreten. Der chronisch verlaufende Cluster-Kopfschmerz ist deutlich schwieriger zu behandeln und führt häufig zu starkem Leidensdruck. In solchen Fällen muss man Therapieversuche mit Mitteln wie Ketamin, Ergotamin oder Testosteron unternehmen – für diese Mittel liegt jedoch bislang keine ausreichende klinische Evidenz vor, ob sie wirksam sind.

Neben der Kopfschmerzambulanz betreue ich im Uniklinikum die Normalstation. Das ist insofern sehr herausfordernd, weil ich natürlich nicht nur Patienten mit Kopfschmerzen und Schwindel sehe, sondern auch mit allen möglichen anderen neurologischen Erkrankungen.

Fallbeispiel 56
Frederike und die Pseudomigräne

Montagmorgen auf der Normalstation: Frederike, eine 25-jährige Studentin der Betriebswirtschaft, ist am Wochenende aufgenommen worden. Mit der zuständigen Stationsärztin mache ich Visite.

»Was ist denn genau passiert?«, frage ich Frederike. »Ich hatte ganz starke Kopfschmerzen im ganzen Kopf. Alles hat gepocht. Ich hatte starke Übelkeit und musste erbrechen. Außerdem konnte ich auf der linken Seite den Arm und das Bein nicht bewegen. Ich war ganz schön in Panik. Ich war auch irgendwie ein bisschen warm. Richtiges Fieber hatte ich nicht, aber es ging mir einfach nicht gut.«

»Leiden Sie sonst unter Kopfschmerzen?«, frage ich.

»Ganz selten habe ich mal ein bisschen Kopfdruck, aber bislang hat mir das überhaupt keinen Leidensdruck bereitet. Ich würde nicht sagen, dass ich eine Kopfschmerzpatientin bin.«

»Was ist denn schon an Diagnostik gemacht worden?«, frage ich die Stationsärztin.

»Wir haben am Wochenende eine Computertomographie des Gehirns gemacht und heute Morgen ist bereits die MRT gelaufen. Beides war unauffällig.«

»Das ist ja erst mal gut«, sage ich zu Frederike.

»Ansonsten haben wir auch schon eine Lumbalpunktion gemacht«, fährt die Stationsärztin fort. »In der Nervenwasseruntersuchung haben sich vermehrt Lymphozyten gezeigt, also bestimmte weiße Blutkörperchen. Die gesamte Erregerdiagnostik war jedoch unauffällig.«

»Wie geht es Ihnen jetzt?«, frage ich Frederike.

»Viel besser schon. Ich habe Ibuprofen eingenommen und die Symptome sind fast weg. Gott sei Dank. Ich habe ganz schön Angst bekommen.«

Die Stationsärztin schaut noch mal in die Unterlagen. »Eine EEG ist ebenfalls gemacht worden und Gott sei Dank unauffällig.« »Gut«, sage ich. »Das scheint eine sehr seltene sogenannte Pseudomigräne mit Lymphozytose zu sein, das HaNDL-Syndrom. Die Abkürzung steht für *Headache with Neurological Deficits and Lymphocytosis.* Am Ende ist es aber nur eine Beschreibung dessen, was passiert. Es ist eine Art Migräne-Attacke mit neurologischen Symptomen, die ähnlich einem Schlaganfall aussehen können, also auch wie eine schwere Aura. In der Nervenwasseruntersuchung finden sich dann aber bestimmte Entzündungszellen, die man normalerweise bei einer Migräne-Attacke oder einem Schlaganfall nicht finden würde. Bislang ist ungeklärt, was die Ursache dieses Krankheitsbildes ist. Möglicherweise handelt es sich um eine Autoimmunreaktion, die dann zum Anstieg der weißen Blutkörperchen führt. Es gibt keinen Hinweis darauf, dass es sich um eine Assoziation mit einer wirklichen Infektion handeln könnte. Das HaNDL-Syndrom ist eine gutartige Erkrankung. Sie klingt nach wenigen Tagen nach der Gabe von Schmerzmitteln oder gegebenenfalls Cortison, von allein und ohne weitere Schäden wieder ab. Zumeist tritt sie auch nur einmal im Leben auf und wiederholt sich nicht.«

»Da bin ich aber froh«, sagt Frederike. »Ich muss in zwei Wochen fit für die Klausuren sein.«

»Das kriegen wir hin«, denke ich und lächle sie an.

Es ist Samstagabend und ich sitze entspannt zu Hause auf der Terrasse, als mein Telefon klingelt. Als Oberärztin in der Klinik für Neurologie muss ich keine Nachtdienste mehr in der Klinik machen, sondern nur noch Hintergrunddienste. Dabei kann man zu Hause sein, aber die Ärzte vor Ort, meist junge Assistenzärztinnen und -ärzte, können anrufen, wenn sie Hilfe benötigen. Das ist an sich weniger anstrengend als ein Nachtdienst, kann aber durchaus herausfordernd sein, da man sich aus der Schilderung des Arztes vor Ort ein Bild machen muss, was bei der Patientin oder dem Patienten los sein könnte. Außerdem können natürlich alle neurologischen Beschwerden auftreten, nicht nur Kopfschmerzerkrankungen.

Fallbeispiel 57
Der Assistenzarzt und die Arteriitis temporalis

Bei einem Anruf handelt es sich um eine Frage zu einer älteren Dame mit Kopfschmerzen. Der Assistenzarzt am Telefon ist strukturiert und kann mir den Fall sehr gut schildern. Die Dame ist 70 Jahre alt und hat seit etwa zwei Monaten starke Kopfschmerzen auf der rechten Seite. Früher hatte sie auch andere Kopfschmerzen, sie vermutet Migräne, aber diese fühlen sich ganz anders an.

»Hat sie denn noch weitere Symptome?«, frage ich den Assistenten.

»Ja«, antwortet er. »Sie gibt einen klaren Kauschmerz an, das heißt, das Kauen verstärkt die Kopfschmerzsymptomatik. Außerdem tut ihr ein hervorstehendes Blutgefäß an der Schläfe weh, das sieht man auch deutlich.«

»Hast du schon Blut abgenommen?«, frage ich ihn.

»Ja, klar. Man sieht deutlich erhöhte Entzündungszeichen, vor allem die Blutsenkung ist massiv erhöht.« Das ist eine sehr alte, aber immer noch gut funktionierende Methode, um festzustellen, ob Patienten eine generelle Entzündung haben. Dabei füllt man Blut in ein Steigrohr und schaut, wie schnell sich die festen Teile des Blutes nach unten absetzen. Je stärker die Entzündungsaktivität ist, desto schneller findet dieses Absetzen statt.

Im Gespräch merke ich relativ schnell, dass der Assistenzarzt schon ziemlich genau weiß, wonach er suchen soll, weil er bereits die richtige Verdachtsdiagnose im Kopf hat. Es handelt sich hierbei um eine typische Patientin mit einer sogenannten Arteriitis temporalis. Das ist eine Entzündung der Blutgefäße im Kopf, die vor allem bei älteren Menschen auftritt und starke Kopfschmerzen sowie typischerweise einen Kauschmerz verursacht. Das ist ein neurologischer Notfall, weil durch diese Entzündung schwerwiegende Komplikationen auftreten können. Schlimmstenfalls kann es zur Erblindung oder zu einem Schlaganfall kommen. Deshalb ist hier eine schnelle Therapie geboten, die für gewöhnlich extrem gut funktioniert und die Patienten sicher vor Komplikationen schützt.

Die Entzündung der Gefäße reagiert sehr gut auf die Gabe von Cortison. Abhängig von der Schwere der Symptome muss man die Dosierung anpassen. Liegt bereits eine Erblindung vor, muss man eine höhere Dosierung wählen, als wenn nur Kopfschmerzen zu behandeln sind. Wichtig ist dann, die Cortison-Therapie nicht plötzlich abzusetzen, sondern über viele Wochen und gegebenenfalls Monate in niedriger Dosierung fortzusetzen. Mittlerweile gibt es auch eine Antikörpertherapie, die bei den Patienten eingesetzt werden kann. Entscheidend ist, dass man diese Erkrankung nicht übersieht, da sie zu schwerwiegenden Komplikationen führen kann. Daher sollte bei älteren Patienten mit neuen Kopfschmerzen immer eine Arteriitis temporalis abgeklärt werden. Im Zweifelsfall muss man einen Therapieversuch mit Cortison durchführen, um zu prüfen, ob diese Therapie bei den Patienten wirksam ist. Keinesfalls darf man die Betroffenen einfach nach Hause schicken, da sonst am nächsten Tag ein schwerwiegender Schlaganfall auftreten kann, der zu schwersten Behinderungen oder sogar zum Tod führen könnte.

Fallbeispiel 58
Maria und der *Hypnic Headache*

Maria sitzt vor mir, eine 70-jährige Frau, die im Kloster lebt. »Früher habe ich unter einer ganz klassischen Migräne gelitten. Immer um die Tage meiner Menstruation herum hatte ich starke Probleme mit Kopfschmerzen, musste mich hinlegen, teilweise musste ich mich sogar übergeben«, erzählt sie. »Diese Attacken habe ich, seitdem ich etwa 50 bin, nicht mehr. Jetzt hat sich aber die Symptomatik vollkommen geändert. Ich werde fast jede Nacht immer gegen 3:00 Uhr morgens wach und habe starke Schmerzen im gesamten Kopf. Meist stehe ich dann auf und laufe ein bisschen herum. Oft mache ich die Wäsche oder räume noch ein bisschen auf. Der Schmerz ist schon erträglich, aber ich bin einfach sehr erschöpft, weil ich kaum noch eine Nacht durchschlafen kann.«

»Wie sieht es mit Licht- und Lärmempfindlichkeit aus?«, frage ich sie.

»Nicht so wirklich«, antwortet Maria. »Manchmal habe ich vielleicht eine leichte Übelkeit, aber das ist alles.«

»Wie lange dauert der Kopfschmerz?«, frage ich weiter.

»Meistens hört er nach zwei bis drei Stunden auf und ich kann dann noch etwas schlafen.«

»Ist dieser Kopfschmerz schon mal tagsüber aufgetreten?«

»Nein, das auf gar keinen Fall, nur ein einziges Mal und das war im Rahmen eines Mittagsschlafes.«

»Welche Schmerzmittel haben Sie schon ausprobiert?«, frage ich.

»Im Prinzip alles, was ich zu Hause hatte: Ibuprofen, Paracetamol. Ich habe sogar mal Triptan genommen, was ich noch von der früheren Migräne hatte. Aber das hat überhaupt nicht geholfen. In den vergangenen Wochen habe ich herausgefunden, dass es mir hilft, nachts eine Tasse Kaffee zu trinken. Aber der Eindruck kann natürlich täuschen.«

Ich schaue in ihre Unterlagen, was an Voruntersuchungen durchgeführt wurde. Sie hat eine CT gehabt, wo sich kleine Durchblutungsstörungen, sogenannte Mikroangiopathien, gezeigt haben, wie sie für ihr Alter typisch sind. Zudem hat ihr Hausarzt bereits eine Untersuchung bezüglich Schlafapnoe anberaumt, weil er dachte, dass vielleicht Atempausen während des Schlafes für die Symptome verantwortlich sein könnten.

Maria leidet unter einer sehr seltenen, aber sehr typischen Kopfschmerzerkrankung, nämlich einem streng schlafgebundenen Kopfschmerz, dem *Hypnic Headache*. Er ist von moderater Intensität und spricht auf die normalen Schmerzmittel nicht besonders gut an. Aber er spricht hervorragend auf Koffein an. Die meisten Betroffenen finden das allein heraus, weil Schmerzmittel, die Koffein enthalten, wesentlich besser funktionieren als koffeinfreie Medikamente.

In einer wissenschaftlichen Untersuchung konnte gezeigt werden, dass bei Patienten mit *Hypnic Headache* eine Abnahme an grauer Substanz im Hypothalamus festgestellt wird. Der Hypothalamus ist eine Struktur im Gehirn, die zum Beispiel für die Regulation des Tag-Nacht-Rhythmus mitverantwortlich ist. Das erklärt, warum Änderungen im Hypothalamus das Auftreten von nächtlichen Kopfschmerzattacken begünstigen können.

»Was mache ich denn jetzt therapeutisch?«, fragt Maria. »Ich kann doch nicht immer Kaffee trinken.«

»Die Daten zeigen, dass Kaffee die beste Medikation darstellt – sowohl als vorbeugende Medikation als auch in der Akutsituation«, erkläre ich ihr. »Deshalb ist es zu empfehlen, abends noch einen starken Kaffee zu trinken. Es gibt gute Daten dafür, dass das den Schlaf nicht negativ beeinflusst. Ansonsten gibt es die Möglichkeit, erst bei Auftreten der Kopfschmerzen Kaffee zu trinken. Oft reicht das schon aus. Ist das nicht der Fall, gibt es weitere Medikamente, die eingesetzt werden können, zum Beispiel Indometacin oder Lithium. Diese Medikamente haben allerdings häufig deutlich mehr Nebenwirkungen, daher empfehle ich immer, erst mal die weniger nebenwirkungsbehafteten Substanzen und Medikamente auszuprobieren.«

»Muss ich das jetzt für immer mit dem Kaffee machen?«, fragt Maria.

»Nein«, antworte ich. »Es gibt einige Daten, die zeigen, dass ein Großteil der Patienten nicht für immer betroffen ist und dass der Kopfschmerz zumindest phasenweise stoppen kann. Wahrscheinlich ist diese Art von Kopfschmerz immer noch sehr unterdiagnostiziert, weil bei älteren Patienten häufig andere Erkrankungen in den Vordergrund treten und ein nächtlicher Kopfschmerz, der vielleicht auch gar nicht so stark ist, nicht mehr so wichtig genommen wird. Eigentlich ist die Diagnose aber wirklich einfach, weil die Betroffenen die Beschwerden so typisch berichten.«

Ein *Hypnic Headache* tritt typischerweise ab dem Alter von 50 Jahren auf. Das Besondere an dieser Kopfschmerzart ist, dass es nur zu nächtlichen Kopfschmerzattacken aus dem Schlaf heraus kommt. Tagsüber ist man komplett beschwerdefrei und der Kopfschmerz dauert auch nur bis in die frühen Morgenstunden an, häufig bis zur gleichen Uhrzeit. Deshalb trägt er auch den Beinamen »Alarmglocken-Kopfschmerz«. Viele, die diesen Kopfschmerz im höheren Lebensalter entwickeln, hatten früher eine Migräne, sodass hier eine Assoziation zu bestehen scheint. Der *Hypnic Headache* gehört wie die Migräne zu den primären Kopfschmerzerkrankungen, das heißt, der Kopfschmerz selbst ist die eigentliche Erkrankung. Man sollte allerdings immer ausschließen, dass sich dahinter nichts anderes verbirgt, zum Beispiel nächtlicher Bluthochdruck, Schlafapnoe oder auch ein Cluster-Kopfschmerz.

Zum *Hypnic Headache* habe ich sehr viel Forschung betrieben und mich zu diesem Thema auch habilitiert. Deswegen freue ich mich immer besonders über Patienten mit *Hypnic Headache* und vor allem darüber, dass man ihnen oft sehr gut helfen kann.

Fallbeispiel 59
Donnerschlag-Kopfschmerz – die Subarachnoidalblutung

3:00 Uhr morgens klingelt mein Telefon und die Assistentin im Nachtdienst meldet sich. »Sorry, dass ich dich wecken muss«, sagt sie. »Blöde Uhrzeit, aber ich bin unsicher, was ich machen soll.« »Kein Problem«, antworte ich. Es ist besser, wenn ich nachts angerufen werde und wir offene Fragen klären können, als wenn Assistenten und Ärzte verunsichert sind und möglicherweise falsche Entscheidungen treffen. Meistens kann ich nach dem Wecken auch wieder gut einschlafen. »Was gibt es?«

»Gerade hat sich ein junger Mann bei mir vorgestellt, der vorhin starke Kopfschmerzen hatte. Jetzt sind die Kopfschmerzen aber schon wieder weg und eigentlich will er nach Hause, aber irgendwie habe ich ein schlechtes Gefühl«, erzählt sie.

Der Patient hat berichtet, dass er mit seinem Fahrrad auf dem Weg von einer Party nach Hause unterwegs war und plötzlich von einer Sekunde auf die andere schwerste Kopfschmerzen entwickelte. »Hast du ihn nach Drogenkonsum gefragt?« »Ja, das habe ich, er hat verneint.« Die Frage nach Drogen ist wichtig, da einige Substanzen zu einer Gefäßverengung im Kopf führen können und eine Subarachnoidalblutung oder einen Schlaganfall begünstigen können, die solche Kopfschmerzen auslösen können. »Er ist sonst ein gesunder junger Mann und hat eigentlich nie Kopfschmerzen.«

Formal ist das, was die Assistenzärztin berichtet, ein sogenannter Donnerschlag-Kopfschmerz. Das ist immer ein klarer Notfall und diese Patienten dürfen auf keinen Fall einfach nach Hause geschickt werden. Ein Donnerschlag-Kopfschmerz kann ein Warnsymptom für eine Blutung aus einem Aneurysma im Gehirn sein. Ein Aneurysma ist eine Gefäßerweiterung, eine Art kleine Blase. In dieser Blase ist die Gefäßwand dünner, was ein erhöhtes Risiko für eine Hirnblutung darstellt, eine sogenannte Subarachnoidalblutung. Typisch ist, dass das Aneurysma nicht sofort platzt, sondern dass es zuerst zu einer Warnblutung kommt. Während dieser Warnblutung verspürt der Patient den Donnerschlag-Kopfschmerz, dann geht es ihm aber relativ schnell wieder besser. In diesem Zeitfenster ist es wichtig, das Aneurysma zu erkennen und zu behandeln, da sonst eine lebensbedrohliche Blutung oder schwere Behinderung folgen kann.

»Mach doch erst mal eine Computertomographie des Kopfes. Wir schauen, ob man dort bereits eine Blutung sieht.« Wenn man dort keine Blutung sieht, ist es extrem wichtig, eine Liquorpunktion durchzuführen. Dabei sticht man in den Rückenmarkskanal, etwa auf Höhe der Beckenkämme. Auf dieser Höhe befindet sich kein Rückenmark mehr, sodass man dieses Verfahren ohne Risiko durchführen kann. Hat es im Gehirn geblutet, findet man im Liquor Blutspuren, die Aufschluss über das Gehirn geben können. Häufig ist diese Methode noch sensitiver als die CT-Bildgebung.

Eine Stunde später ruft mich die Assistenzärztin erneut an. »Wir haben eine Subarachnoidalblutung gefunden«, sagt sie. »Ich habe bereits die Radiologen informiert. Sie werden morgen früh eine Gefäßdarstellung machen, um das Aneurysma besser darzustellen und gegebenenfalls direkt zu behandeln.«

»Du hast wahrscheinlich dem jungen Mann das Leben gerettet«, sage ich zur Assistenzärztin, bevor ich auflege. Im besten Fall können die Radiologen das Aneurysma direkt durch eine endovaskuläre Embolisation ausschalten, indem sie spezielle Spiralen in das Gefäß einführen, was die Wahrscheinlichkeit einer Blutung erheblich reduzieren kann.

In der Notaufnahme geht es darum, diejenigen Patienten mit schwerwiegenden Erkrankungen aus der Vielzahl der Patienten herauszufiltern, die zwar schwere Kopfschmerzen haben, aber hinter denen sich keine schwerwiegende Erkrankung verbirgt, zum Beispiel eine schlimme Migräne-Attacke.

Ich bekomme einen Anruf aus der Notaufnahme. Der Assistenzarzt hat eine Frage zu einer jungen Kopfschmerzpatientin.

Fallbeispiel 60
Die Frau mit den starken Nackenschmerzen

»Die Frau ist 25 Jahre alt und hat seit drei Wochen schlimmste Nackenschmerzen, die die ganze Zeit in den Kopf ausstrahlen. Licht- und lärmempfindlich ist sie nicht, obwohl sie normalerweise eine bekannte Migräne hat. Ihr Hausarzt hat ihr Schmerzmittel verschrieben und schon Cortison gegeben. Darunter war es vielleicht ein bisschen besser, aber jetzt hat sie wieder stärkere Schmerzen«, sagt er.

»Was denkst du, was das sein könnte?«, frage ich den Assistenten.

»Sicher bin ich mir nicht«, antwortet er. »In der neurologischen Untersuchung war alles okay. Es könnte durchaus ihre Migräne sein, auch wenn sie sagt, dass es sich gar nicht wie ihre normale Migräne anfühlt. Vielleicht ist es ein Spannungskopfschmerz.« Er klingt sehr verunsichert.

»Spannungskopfschmerz ist das ganz sicher nicht. Dafür sind die Schmerzen viel zu stark. Wenn Patienten selbst sagen, dass der Kopfschmerz sich anders anfühlt als ihre normale Migräne, ist das immer ein Warnsignal, dass man ganz genau hinschauen muss. Menschen mit Migräne kennen ihre Art von Schmerz sehr genau. Du solltest noch mal eine genauere Diagnostik machen«, sage ich ihm. »Das klingt alles sehr nach einem sekundären Kopfschmerz, also einem Kopfschmerz mit einer anderen Ursache als die Migräne. Mit diesen Nackenschmerzen sollten wir vor allem an eine Dissektion denken, also einen Riss der Gefäßwand eines der Blutgefäße im Hals. Mach doch erst mal eine MRT und eine Ultraschalluntersuchung der Halsgefäße, dann sehen wir weiter«, sage ich ihm.

Eine Dreiviertelstunde später ruft er mich an. »Du hattest recht«, sagt er. »Sie hat eine Dissektion der Arteria vertebralis.« Hierbei handelt es sich um ein Blutgefäß, das den Hirnstamm mit Blut versorgt. Es ist sehr wichtig, diese Dissektion zu erkennen, weil es teilweise zu einer Minderversorgung des Gehirns kommen kann, wenn der Blutfluss gestört wird oder kleine Thromben nach oben geschossen werden.

Eine Dissektion macht häufig schlimme Kopf- und Nackenschmerzen. Sie tritt selten, aber manchmal nach chiropraktischen Manövern auf, wenn der Kopf ganz abrupt zur Seite gedreht wird. Deswegen sind wir Neurologen häufig keine großen Anhänger von chiropraktischen Manövern, besonders im Bereich der Halswirbelsäule. Ich persönlich würde keinen an meinen Nacken lassen, das wäre mir zu gefährlich.

Fallbeispiel 61
Hannelore und die Trigeminusneuralgie

Hannelore kommt mit ihrem Ehemann in die Sprechstunde. Sie sind extra aus Süddeutschland angereist. Hannelore ist eine sehr gepflegte 70-jährige Frau, der aber offensichtlich das Sprechen schwerfällt. Gleich zu Beginn unseres Gesprächs übernimmt ihr Mann das Reden.

»Ich hoffe, es ist okay, wenn ich erkläre, worum es bei meiner Frau geht. Das Sprechen löst bei ihr nämlich sofort schwerste Schmerzattacken aus, die kaum auszuhalten sind, selbst wenn man nur zuschaut. Sie leidet seit etwa fünf Jahren unter diesen Schmerzen. Am Anfang dachten wir, dass es Zahnschmerzen sind, weil sie vor allem beim Essen plötzlich und stark auftraten. Die Schmerzen waren mal drei Wochen da, dann waren sie sofort wieder weg, aber seit etwa einem halben Jahr sind sie ständig da.«

»Wo genau tut es denn weh?«, frage ich Hannelore. Sie zeigt mit ihrem Finger auf den Unterkiefer auf der linken Seite und auf die Oberlippe links. Schon bei der vorsichtigen Berührung der Oberlippe mit ihrem eigenen Finger zuckt sie schmerzgeplagt zusammen.

»Handelt es sich um einen elektrisierenden Schmerz? Wie ein ganz starkes Stechen?«, frage ich. Sie nickt. »Und offensichtlich ist der Schmerz triggerbar, also auslösbar durch Kauen, Sprechen …?«

»Sie geht gar nicht mehr aus dem Haus, wenn es kalt ist, weil kalter Wind die Schmerzen provoziert«, sagt ihr Mann. »Was haben Sie denn therapeutisch versucht?«, frage ich beide.

»Mehrere Zähne sind entfernt worden, aber das hat alles nichts genutzt. Am Ende hat der Zahnarzt gesagt, dass das nichts mit den Zähnen zu tun hat. Sie wäre bereit gewesen, sich das ganze Gebiss entfernen zu lassen. Meine Frau leidet so unglaublich«, sagt Hannelores Mann und wird von der nächsten Schmerzattacke seiner Frau unterbrochen.

»Ein Neurologe hat dann eine Therapie mit Carbamazepin begonnen. Das hat anfangs wirklich geholfen, aber jetzt funktioniert es überhaupt nicht mehr. Sie nimmt schon eine sehr hohe Dosis und hat trotzdem permanent Schwindel und ist unglaublich müde.«

Hannelore leidet an Trigeminusneuralgie, einer Schmerzerkrankung, die typisch in einem Versorgungsgebiet des Nervus trigeminus auftritt. Dieser Nerv hat drei Äste: zur Stirn, zum Nasenbereich und zur Unterseite des Gesichts. Üblicherweise ist immer nur eine Seite betroffen. Die Schmerzen können spontan oder getriggert auftreten, zum Beispiel durch Essen, Sprechen, kalten Wind oder Berührung. Viele Betroffene können sich nicht mehr das Gesicht eincremen oder waschen, Männer können sich nicht mehr rasieren, weil alles sofort schlimmste Schmerzattacken auslöst.

Man unterscheidet verschiedene Ursachen dieser Erkrankung. Bei der sogenannten klassischen Form liegt ein Gefäß-Nerven-Kontakt vor, das heißt, bei der MRT sieht man bei einer feinen Schichtung durch das Hirnstammareal einen engen Kontakt zu einem Blutgefäß, typischerweise einer Kleinhirnarterie. Diese pulsiert und kann die Nervenaußenhülle beschädigen, was zu Schmerzattacken führt.

Die zweite Unterform ist die idiopathische Trigeminusneuralgie. Hier findet sich kein Gefäß-Nerven-Kontakt und es ist unklar, warum die Patienten überhaupt Schmerzen haben. Das betrifft vor allem ältere Menschen. In seltenen Fällen kann auch Multiple Sklerose verantwortlich sein.

Ich frage Hannelore, ob schon mal MRT-Bilder angefertigt wurden. »Ja«, müht sie sich zu sagen. »Mein Neurologe denkt, dass sich ein Blutgefäß an meinen Nerven angeheftet hat und das die Ursache für die Trigeminusneuralgie ist.«

»Haben Sie die Bilder zufällig mitgebracht? Es ist immer sinnvoll, sich die Bilder selbst noch mal anzuschauen, weil die Beurteilung, was wirklich ein Gefäß-Nerven-Kontakt ist, häufig stark auseinandergeht.«

»Die Bilder sind hier«, sagt der Mann von Hannelore. Wir schauen uns zusammen die MRT-Bilder an. Wie so oft sind die Bilder nicht eindeutig. Man findet eine kleine Arterie in räumlicher Nähe links, aber ein ähnliches Bild zeigt sich auch auf der rechten Seite.

Neuere Forschung deutet darauf hin, dass ein Kontakt erst wirklich relevant wird, wenn der Nerv richtig verdrängt wird und/oder am Nerv schon eine Atrophie, also ein Nervenabbau, zu sehen ist. Ein solcher Kontakt wäre immer ein Grund für eine operative Behandlung der Trigeminusneuralgie. Alles das findet sich bei Hannelore aber nicht.

»Es gibt die Möglichkeit, ein kleines Teflonplättchen zwischen die Nerven und das Blutgefäß zu legen. Das klingt einfach, ist aber eine größere neurochirurgische Operation, bei der man sich sicher sein sollte, dass die Betroffene hiervon profitiert. Meist ist es sinnvoll, zunächst die medikamentösen Therapiemöglichkeiten auszuschöpfen.«

Ich bespreche mit Hannelore, welche Medikationsmöglichkeiten es gibt. »Gerade bei älteren Patienten gibt es häufig starke Nebenwirkungen und Verschiebungen im Blutbild, die durchaus bedrohlich sein können.«

»Wir haben gehört, dass man bei Ihnen auch eine Therapie mit Botox machen kann. Meine Frau verträgt Medikamente nicht mehr gut und unser Arzt hat gesagt, dass Botox vielleicht eine gute Alternative sein könnte.«

»Botox wird bereits lange in der Therapie der Migräne und auch der Trigeminusneuralgie eingesetzt. Wir haben hier Erfolge erzielt und mittlerweile wird Botox auch in den Leitlinien empfohlen. Man kann zum Beispiel am Kinn oder auf der Wange jeweils 15 Einheiten Botox injizieren. Das können wir gern versuchen«, sage ich zu Hannelore und ihrem Mann. »Eine wichtige Nebenwirkung muss ich jedoch erwähnen: Wenn wir Botox spritzen, kann es sein, dass das Gesicht etwas asymmetrisch wird, weil es auch die Gesichtsmuskulatur beeinträchtigt. Es kann sein, dass der Mundwinkel ein paar Wochen hängt. Das hört wieder auf, ist also reversibel.«

»Das ist mir egal«, zwingt sich Hannelore zu sagen. »Ich kann nicht essen, ich kann nicht sprechen. Ich will einfach, dass es aufhört.«

»Wir werden Botox ausprobieren und in drei Monaten sehen, ob es geholfen hat. Wenn es gut funktioniert, wiederholt man die Therapie alle zehn bis zwölf Wochen.«

»Kann ich dann sofort alle anderen Medikamente absetzen?«, fragt Hannelore.

»Nicht unbedingt. Auch wenn es funktioniert, heißt das nicht, dass Sie gar keine anderen Medikamente mehr brauchen. Die Hoffnung wäre, dass Sie erst mal beschwerdefrei sind. Dann können wir weitersehen, wie viel Reduktion möglich ist. Viele Patienten können ihre anderen Medikamente absetzen, andere müssen weiterhin Schmerzmittel nehmen. Trotzdem ist das oberste Ziel, Schmerzfreiheit zu erreichen.«

Zusätzlich verschreibe ich Hannelore ein Betäubungsspray für den Mund, ähnlich wie eine Spritze beim Zahnarzt vor einer Behandlung. »Dieses Spray können Sie direkt vor dem Essen einsetzen oder wenn Sie sich mit Freunden treffen und gerade nicht gut sprechen können. Es ändert nichts daran, dass der Schmerz wiederkommt, macht aber den Moment deutlich erträglicher.«

Wir vereinbaren einen Vorstellungstermin in drei Monaten und werden sehen, ob die Therapie ihr geholfen hat.

Wie schwierig die genaue Einordnung von Gesichtsschmerzen sein kann, zeigt auch der nächste Bericht. Gerade deshalb ist es oft sinnvoll, dass sich Patientinnen und Patienten an speziell geschulte Fachärzte wenden. Viele dieser Krankheitsbilder sind auf den ersten Blick schwer zu unterscheiden und können leicht übersehen werden – vor allem dann, wenn Ärztinnen und Ärzte in ihrem Alltag nur selten mit solchen Fällen konfrontiert sind.

Fallbeispiel 62

Inge und die Migräne im Gesicht

Inge stellt sich an einem kalten Mittwochmorgen in meiner Sprechstunde vor. Sie ist extra aus einer 100 Kilometer entfernten Stadt angereist, da ihr Schmerztherapeut sich keinen wirklichen Reim auf ihre Gesichtsschmerzen machen konnte. Sie ist 52 Jahre alt und beklagt die Schmerzen bereits seit zehn Jahren. Diese hatte sie zunächst Zahnschmerzen zugeordnet und immer wieder den Zahnarzt und verschiedene Kieferchirurgen aufgesucht, zahlreiche Wurzelbehandlungen vornehmen und auch Zähne entfernen lassen. Der Schmerz war trotzdem immer wieder aufgetreten. Jetzt ist sie hier, um die Diagnose einer Trigeminusneuralgie zu bestätigen, die ihr Schmerztherapeut gestellt hatte. Eine entsprechende Therapie mit Carbamazepin wurde bereits begonnen.

Schon auf den ersten Blick verhält sich Inge nicht wie eine typische Trigeminusneuralgie-Patientin. Sie stört das kalte Wetter gar nicht, hat keinen Schal um Hals und Gesicht gebunden. Die Diagnose »Trigeminusneuralgie« wird recht schnell gestellt, wenn sich der Schmerz im Gesicht befindet, aber nicht jeder Gesichtsschmerz ist automatisch eine Trigeminusneuralgie. Ich frage Inge, wie genau sich der Schmerz anfühlt.

»Er sitzt im rechten Kiefer und breitet sich teilweise bis hin zur Wange rechtsseitig aus. Manchmal tut das Ohr weh. Diese Attacken können richtig schmerzhaft werden.« Die Dauer der Schmerzen gibt sie mit vier bis zwölf Stunden an.

»Was machen Sie, wenn die Schmerzen vorhanden sind?«, frage ich. »Ich lege mich oft hin, denn dann ist mir alles zu viel, zu laut, zu anstrengend.« »Können Sie sich mit den Schmerzen noch verabreden oder zur Arbeit gehen?« »Na ja, prinzipiell ginge das vielleicht schon. Aber eigentlich ist das Einzige, was hilft, sich hinzulegen«, sagt sie.

An Schmerzmedikamenten hat sie schon sehr viel probiert, unter anderem Ibuprofen und Aspirin, aber das hat ihr nicht wirklich geholfen. Carbamazepin nimmt sie nun bereits seit mehreren Monaten ein, auch das ohne deutliche Verbesserung. Allerdings ist ihr nun zunehmend schwindlig von der Medikation, was ihre Lebensqualität zusätzlich einschränkt.

»Wie sieht es mit anderen Kopfschmerzen aus? Gab es früher im Leben vielleicht auch mal Schmerzen, die mehr in der Stirn, an den Schläfen oder im Hinterkopf lokalisiert waren?« Inge berichtet, dass sie als junge Frau sehr häufig unter Kopfschmerzen gelitten hatte, vor allem im Rahmen ihrer Menstruation. Mit Beginn der Wechseljahre vor einigen Jahren seien diese Schmerzen aber nicht mehr prominent gewesen. Jetzt habe sie nur noch manchmal normale Kopfschmerzen, die dann aber mit der Einnahme von Ibuprofen sehr gut zu behandeln seien.

An Diagnostik ist bereits eine MRT des Gehirns durchgeführt worden. Hier hatte sich ein sogenannter Gefäß-Nerven-Kontakt gezeigt. Es ist allerdings so, dass ein solcher Gefäß-Nerven-Kontakt bei etwa einem Drittel der Bevölkerung vorliegt und bei den meisten Patienten gar keine Schmerzen hervorruft. Ausschließlich aufgrund dieses Kontakts kann deshalb die Diagnose einer Trigeminusneuralgie nicht gestellt werden, wenn der Betroffene nicht auch die entsprechenden Symptome hat.

Die Symptome einer Trigeminusneuralgie, nämlich einschießende, elektrisierende Schmerzen für wenige Sekunden bis zu zwei Minuten, fehlen bei Inge vollständig. Zudem wurde der Schmerz nicht durch typische Trigger wie Essen, Schlucken und Trinken ausgelöst. Ich war mir schon nach wenigen Minuten sicher, dass Inge keinesfalls unter der verdächtigten Trigeminusneuralgie leidet. Aber was ist das nun für ein Schmerz, den sie im Gesicht empfindet?

Hier handelt es sich um eine typische faziale Migräne, eine Gesichtsmigräne. Darunter versteht man Migräne-Attacken, die nicht im Kopf, sondern im Gesicht lokalisiert sind. Sie laufen wie normale Migräne-Attacken ab, mit starken Schmerzen und Ruhebedürfnis, vielleicht auch Licht- und Kälteempfindlichkeit, werden aber häufig als Schmerzen der Zähne oder der Nasennebenhöhlen fehlgedeutet. So war es auch bei Inge. Das Problematische an dieser fazialen Migräne ist, dass es häufig Jahre oder sogar Jahrzehnte dauert, bis die richtige Diagnose gestellt wird. Das verursacht für die Betroffenen einen starken Leidensdruck. In der Folge werden häufig vollkommen unsinnige therapeutische Manöver durchgeführt, zum Beispiel das Ziehen gesunder Zähne, die überhaupt nicht notwendig sind. Ist die Diagnose erst mal gestellt, ist die Therapie meistens gar nicht so schwer, da man die faziale Migräne wie eine ganz normale Migräne behandelt.

Es gibt Erkrankungen, die keine klassische Migräne sind, aber irgendwie mit einer Migräne zusammenhängen.

Fallbeispiel 63
Lukas und das Visual-Snow-Syndrom

Lukas kommt aus München in meine Sprechstunde. Er hat meine Kontaktinformationen über die Selbsthilfe der Visual-Organisation gefunden. Das ist der übliche Weg, wie Patientinnen und Patienten mit diesem Beschwerdebild mich finden. Zumeist sind es junge Menschen, die durch Social Media bereits wissen, worunter sie leiden, und eigentlich nur eine

Bestätigung des Krankheitsbildes sowie eine Aufklärung über mögliche Therapie-Optionen möchten.

»Ich glaube, ich leide unter dem Visual-Snow-Syndrom«, sagt er zu mir. »Was für Symptome haben Sie denn?«, frage ich ihn. »Also, ich habe so ein Flimmern aus weißen Punkten im gesamten Gesichtsfeld. Egal, wohin ich schaue, überall flimmert es. Ich habe im Internet gelesen, dass es so aussehen kann wie der Sperrbildschirm eines Fernsehers, wenn das Programm zu Ende ist. Genau so fühlt sich das auch an.« »Sind noch andere Symptome dabei?«, forsche ich nach. »Ja, manchmal merke ich so Floaters im Gesichtsfeld, also das so kleine Schlieren durchziehen. Oder ich habe helle Punkte, die aufblitzen. Bei Gegenständen, die sich schnell bewegen, habe ich das Gefühl, dass ein Schweif hinterherzieht.« »Das nennt man Palinopsie«, schiebe ich ein. »Und ich kann ganz schlecht damit umgehen, wenn ich auf etwas sehr Kontrastreiches blicke. Da habe ich dann häufig so Nachbilder.«

Viele Menschen mit Migräne kennen dieses Nachbilder-Phänomen: Schaut man auf ein schwarz-weißes Bild und danach auf eine Wand, sieht man immer noch die Abdrücke des ersten Bildes, nur mit umgekehrten Helligkeitsstufen. Das heißt, der weiße Kreis erscheint dunkel und das Schwarze plötzlich hell. Bei Menschen mit Migräne ist der Zeitraum, in dem man Nachbilder sieht, sehr verlängert und kann durchaus störend sein. Diese verändern natürlich den normalen visuellen Eindruck, den man hat.

»Ich kämpfe außerdem mit einer starken Nachtblindheit«, sagt er. »Ich kann im Dunkeln kaum noch Auto fahren, weil ich gar nichts mehr sehe, sobald mich jemand blendet.«

»Was ist schon an Diagnostik gemacht worden?«, frage ich. »Ich war beim Augenarzt, der hat nichts gefunden und gesagt, dass ich mir das wahrscheinlich einbilde. Der Hausarzt hat mich einmal zur MRT geschickt. Auch hier überhaupt kein

Befund. Und der Neurologe hat gesagt, ich sollte mal eine Psychotherapie machen. Ich stehe auf der Warteliste für den Psychotherapeuten, aber das dauert einfach, bis ich einen geeigneten gefunden habe.«

»Wie ist das Ganze denn losgegangen?« Lukas schluckt. »Ich kann mich noch sehr genau daran erinnern. Ich hatte einen ganz schweren Kopfschmerzanfall. Ich kenne Kopfschmerzen und habe sie so zwei-, dreimal im Monat, aber manchmal eben auch richtig stark mit Sehstörungen und Flimmern und Flackern und Übelkeit und Erbrechen. Nach einem solchen Anfall ist dann die veränderte Sicht aufgetreten. Am Anfang hatte ich noch gehofft, dass es irgendwann wieder so verschwindet, wie es gekommen ist. Aber nach ein paar Tagen war klar, dass es jetzt so weitergeht. Dann habe ich erst mal große Angst bekommen. Ich bin praktisch gar nicht mehr aus dem Haus gegangen und fürchtete, dass ich erblinde. Mittlerweile habe ich das Ganze seit drei Jahren. Ich habe mich so ein bisschen daran gewöhnt und auch wieder angefangen zu studieren, aber so richtig im Leben bin ich noch nicht wieder angekommen.«

Ich untersuche Lukas. Der neurologische Untersuchungsbefund ist erwartungsgemäß unauffällig. »Sie haben recht, das ist ein typisches Visual-Snow-Syndrom und die Kopfschmerzen, die Sie haben, sind eine Migräne mit und ohne Aura. Gelegentlich kommt es vor, dass beide Erkrankungen zusammen auftreten. Irgendwie geht man davon aus, dass sie auch in einer Verbindung zueinander stehen. Beim Visual-Snow-Syndrom werden normale visuelle Eindrücke nicht richtig verarbeitet. Grundsätzlich ist es ja so, dass es nicht die eine Realität gibt, sondern das ist nur das, was unser Gehirn aus den Bildeindrücken macht. Das heißt, dass wir beide das Gleiche sehen, ist überhaupt nicht klar, sondern höchstwahrscheinlich sieht jeder von uns seine eigene Welt. Problematisch wird es immer dann, wenn sich irgendetwas ändert, wenn man plötzlich anders sieht, als man vorher gesehen hat, wie das beim Visual-Snow-Syndrom häufig der Fall ist. Wahrscheinlich verschiebt sich dann die Schwelle, wie visuelle Informationen verarbeitet werden. In einer bestimmten PET-Untersuchung, die die Stoffwechselaktivität im Gehirn messen kann, konnte schon einmal gezeigt werden, dass beim Visual-Snow-Syndrom die Funktion des sekundär visuellen Kortex, also der Hirnareale, die die Informationen weiterprozessieren, eine vermehrte Aktivität zeigt. Das Gehirn funktioniert also nicht zu schlecht, sondern eher zu gut – und das verursacht dann die Probleme.«

»Endlich eine Diagnose«, sagt Lukas. »Das ist eine furchtbare Zeit gewesen, als ich einfach nicht wusste, was es ist. Ich habe mir das mit dem Visual-Snow-Syndrom schon gedacht, weil es so perfekt passt. Gut, jetzt zu hören, dass es das wirklich ist.«

»Man kann einen Therapieversuch mit Lamotrigin machen«, erkläre ich. »Das ist etwas, das wir auch in der Kopfschmerztherapie einsetzen. Wir können das gern ausprobieren. Sollte es nicht funktionieren, können wir aber auch noch andere Migräne-Medikamente versuchen, zumindest für die Kopfschmerzen, die Sie haben. Ansonsten ist der wichtigste Teil der Therapie, dass man sich nicht durch die optischen Phänomene verrückt machen lässt. Natürlich ist das unangenehm, aber die Wahrscheinlichkeit, dass es schlechter wird oder wirklich den Alltag relevant beeinträchtigt, ist wirklich klein beziehungsweise gleich null. Ich habe noch nie einen Patienten oder eine Patientin gesehen, die erblindet wäre. Wichtig ist, sich im Alltag nicht weiter darauf zu fokussieren. Je weniger Aufmerksamkeit man diesen Phänomenen schenkt, desto weniger relevant werden sie. Das geht nicht von heute auf morgen, aber es wird mit der Zeit besser. Viele Menschen mit dem Visual-Snow-Syndrom kommen mit den Jahren besser damit zurecht, weil das Gehirn lernt, die veränderten visuellen Eindrücke zu akzeptieren und zu ignorieren. Zudem gehe ich davon aus, dass es bei vielen mit dem Alter auch besser wird, da in meiner Sprechstunde eigentlich nur jüngere Patientinnen und Patienten sind.«

Eine weitere Erscheinungsform von Kopfschmerzen ist der sogenannte *New Daily Persistent Headache* – auf Deutsch etwa: neu aufgetretener, täglich anhaltender Kopfschmerz. Dabei handelt es sich um einen chronischen Kopfschmerz, der ganz plötzlich beginnt und einfach bestehen bleibt. Betroffene können den ersten Tag meist sehr genau benennen. Der Schmerz setzt innerhalb von 24 Stunden ein – ohne langsamen Aufbau – und bleibt dauerhaft bestehen, oft über Wochen, Monate oder sogar Jahre.

Fallbeispiel 64
Katharina – wenn der Kopfschmerz plötzlich bleibt

Katharina, 35 Jahre alt, kommt Anfang April in die Sprechstunde. Sie wirkt freundlich, aber erschöpft. Als sie Platz nimmt, sagt sie leise, fast entschuldigend, dass sie seit Weihnachten jeden Tag Kopfschmerzen hat – und dass diese einfach nicht mehr aufhören.

Sie erzählt, dass der Kopfschmerz ganz plötzlich begonnen habe. Es sei kein schleichender Verlauf gewesen, sondern ein bestimmter Tag, an dem der Schmerz zum ersten Mal aufgetreten ist. Seitdem ist er nie mehr ganz verschwunden. Mal ist er stärker, mal etwas schwächer, aber wirklich weg war er seitdem nicht mehr.

Katharina beschreibt den Schmerz als dumpf und drückend, gelegentlich auch pulsierend. Besonders anstrengend sind die Tage, an denen Licht und Lärm sie zusätzlich stören – dann fühlt es sich fast wie eine Migräne an, sagt sie. Auf Nachfrage erklärt sie, dass sie zuvor nie Kopfschmerzen hatte, auch nicht gelegentlich. Das macht sie besonders unsicher.

Natürlich habe sie zuerst selbst versucht, etwas dagegen zu tun. Schmerzmittel habe sie ausprobiert – Ibuprofen, Paracetamol –, doch nichts davon habe geholfen. Auch Hausmittel wie Tee, Ruhe, Schlaf oder Spaziergänge hätten keine wirkliche Erleichterung gebracht.

Die Beschwerden machen ihr zunehmend zu schaffen. Sie berichtet von Konzentrationsproblemen bei der Arbeit, von Müdigkeit und Gereiztheit, auch von einem gewissen Rückzug aus dem Alltag. Am meisten beunruhigt sie aber, dass der Schmerz so plötzlich gekommen ist und einfach nicht mehr verschwindet.

Der Charakter der Schmerzen kann unterschiedlich sein. Bei manchen Menschen ähnelt er eher einer Spannungskopfschmerz-Symptomatik, also dumpf und beidseitig, ohne zusätzliche Beschwerden. Andere berichten über einen migräneartigen Verlauf mit pochendem Schmerz, Licht- oder Geräuschempfindlichkeit und manchmal auch Übelkeit. Entsprechend unterscheidet man zwei Unterformen dieser Kopfschmerzart: eine mit eher migräneartigen Merkmalen und eine mit Merkmalen eines Spannungskopfschmerzes. In beiden Fällen gilt: Auch wenn der Schmerz belastend ist, handelt es sich in der Regel nicht um eine gefährliche Erkrankung.

Trotzdem ist eine ärztliche Untersuchung wichtig – vor allem zu Beginn –, um andere mögliche Ursachen auszuschließen. Werden neurologisch und bildgebend keine Hinweise auf eine andere Erkrankung gefunden, kann die Diagnose eines *New Daily Persistent Headache* gestellt werden. Was genau dahintersteckt, ist bis heute nicht vollständig geklärt. Es gibt keine eindeutige Ursache, keinen klaren Auslöser, der bei allen Betroffenen zutrifft. In der Forschung wird aber diskutiert, ob bestimmte Infekte eine Rolle spielen könnten – vor allem Virusinfektionen, die das Immunsystem oder das Nervensystem beeinflussen. Besonders häufig ist diese Kopfschmerzform in den vergangenen Jahren im Zusammenhang mit COVID-19 beschrieben worden. Viele Menschen berichten, dass der tägliche Kopfschmerz kurz nach einer Corona-Infektion begonnen hat – zum Teil im Rahmen der akuten Erkrankung, zum Teil erst Wochen später. Auch im Kontext von Long-COVID und Post-COVID gehört dauerhafter Kopfschmerz zu den häufigsten Beschwerden.

Es ist denkbar, dass entzündliche Prozesse oder Veränderungen in der Schmerzverarbeitung des Gehirns eine Rolle spielen – ganz ähnlich, wie man es bei anderen chronischen Schmerzsyndromen kennt. Klar ist: Die Beschwerden sind real und ernst zu nehmen, auch wenn man in bildgebenden Untersuchungen oft nichts Auffälliges sieht.

Für viele Patientinnen und Patienten ist es entlastend zu wissen, dass sie nicht allein sind – und dass der Zusammenhang mit einer Infektion wie COVID-19 durchaus plausibel ist. Selbst wenn noch nicht alle medizinischen Fragen geklärt sind, ist das ein wichtiger Schritt zur Anerkennung und besseren Behandlung.

Die Behandlung dieser Form von Kopfschmerz ist nicht ganz einfach und erfordert meist Geduld. Je nachdem, welche Form überwiegt, kann man gezielt vorgehen: Bei einem eher migräneartigen Verlauf können Medikamente zur Migräne-Behandlung helfen, sowohl akut als auch vorbeugend. Entspricht der Verlauf mehr einem Spannungskopfschmerz, können andere Ansätze sinnvoll sein: regelmäßige Bewegung, Entspannungsverfahren, Stressbewältigung und manchmal auch begleitende psychotherapeutische Unterstützung.

In jedem Fall ist es wichtig, frühzeitig medizinischen Rat einzuholen und gemeinsam mit der Ärztin oder dem Arzt einen Weg zu finden, wie sich der Alltag trotz Kopfschmerzen wieder besser gestalten lässt. Auch wenn es manchmal dauert: Viele Betroffene erleben mit der Zeit eine Besserung.

11
RATSCHLÄGE,
die man getrost vergessen kann

Eine Patientin mit Migräne schreibt mir eine E-Mail:

»Meine Mutter hat mir empfohlen, bestimmte Ketten oder eine Schlafmaske mit Magneten zu tragen. So etwas kann gegen Migräne hilfreich sein.«

Ich habe da so meine Bedenken. Beim Lesen der E-Mail muss ich zunächst ein bisschen schmunzeln. Ich dachte, ich hätte schon alles Verrückte gehört, was man bei Migräne machen kann. Magnete waren mir jetzt neu.

Bezüglich der Behandlung von Migräne kursieren unheimlich viele Gerüchte und Mythen und viele Menschen versuchen, aus der Not der Betroffenen Profit zu schlagen. In den sozialen Medien, aber auch in Zeitschriften oder durch Mundpropaganda werden immer wieder obskure Verfahren und Gegenstände angeboten, die eine schnelle Besserung oder gar Heilung versprechen. Häufig werden dafür Preise zwischen 20 und 50 Euro aufgerufen, sodass Betroffene bereit sind, für dieses mehr oder weniger kleine Geld etwas Neues auszuprobieren. Die Anbieter hoffen dann, dass möglichst viele Migräne-Patienten auf den Schwindel hereinfallen und sich beispielsweise einen solchen Magneten kaufen. Leider ist es heutzutage durch künstliche Intelligenz und Co. möglich, ohne viel Aufwand sehr seriös ausschauende Werbung zu produzieren, die von »echten«, serösen Produktwerbungen kaum zu unterscheiden ist. Wenn man sich die Werbung aber genauer anschaut, wird einem häufig bereits klar, dass hier etwas nicht stimmen kann: Die genannten Experten existieren gar nicht und die klinischen Studien, die die Wirksamkeit beweisen sollen, sind mehr als zweifelhaft. Oft wird das gleiche Produkt innerhalb von ein paar Monaten von mehreren Anbietern auf immer wieder neue Weise beworben. Wichtig: Immer wenn Heilversprechen wie »nach 20 Sekunden Anwendung sind Sie beschwerdefrei« oder »nach der Anwendung des Produkts sind 99 Prozent der Kunden für immer ihre Migräne los« gemacht werden, stimmt etwas nicht!

Hier wird mit dem Wunsch der Betroffenen gespielt, eine schnelle Lösung für ihre Migräne zu finden. Viele hoffen, dass man nur den »richtigen Knopf« finden müsse, um die Migräne einfach abzuschalten.

DER TIPP MIT DEM TRINKEN

Der wohl am häufigsten gehörte Tipp bei Migräne lautet: »Du musst genug trinken.« Gerade Kindern mit Kopfschmerzen wird immer wieder unterstellt, dass sie einfach nur genug trinken müssten, dann würde sich das Problem von allein lösen. Das stimmt so natürlich nicht. Ich weiß nicht, wie oft Patientinnen und Patienten schon vor mir saßen und mir erzählten, dass sie nun wirklich alles daransetzen, ausreichend zu trinken.

Natürlich ist es so, dass extremes Trinkenvergessen – also echte Dehydrierung – Kopfschmerzen und Migräne auslösen kann. Wenn man allerdings nicht unnatürlich wenig trinkt, ist das normalerweise nicht der Fall. Bei gesunden Menschen ist das Durstgefühl ein ziemlich zuverlässiger Indikator dafür, wann es Zeit ist, etwas zu trinken.

Man muss also nicht krampfhaft versuchen, literweise Wasser in sich hineinzuschütten, um Migräne-Attacken zu vermeiden. Unter normalen Alltagsbedingungen spielt die Trinkmenge für Migräne nur eine sehr untergeordnete Rolle. Viel wichtiger ist, dass man auf seinen Körper hört und trinkt, wenn man Durst hat – das reicht in aller Regel völlig aus.

STRESSREDUKTION ALS ALLHEILMITTEL

Sehr häufig hören Betroffene den gut gemeinten Rat: »Du musst einfach deinen Stress reduzieren, dann geht die Migräne weg.«

Das klingt zunächst logisch – schließlich wissen wir, dass Stress ein Auslöser für Migräne-Attacken sein kann. In der Praxis ist dieser Tipp aber vor allem eines: eine elegante Art, den Betroffenen selbst die Verantwortung zuzuschieben.

Die eigentliche Botschaft lautet: »Du hast nur Migräne, weil du dein Leben nicht im Griff hast.« Das stimmt natürlich nicht. Wenn Migräne wirklich allein mit ein paar Yoga-Übungen oder einem entspannten Wochenende im Spa zu heilen wäre, gäbe es heute kaum noch Menschen mit Migräne.

Natürlich ist es sinnvoll, Stress so gut wie möglich zu reduzieren, wenn man die Möglichkeit dazu hat. Entspannungsverfahren können unterstützend wirken und sind für das allgemeine Wohlbefinden hilfreich. Aber Stressbewältigung ist nur ein sehr kleiner Teil des gesamten Problems. Migräne ist eine komplexe neurologische Erkrankung – und die verschwindet nicht einfach, weil man öfter meditiert.

GRENZÜBERSCHREITUNGEN SIND NICHT HINNEHMBAR

Manchmal bin ich wirklich sprachlos, welche Vorschläge Patientinnen und Patienten zu hören bekommen.

Kürzlich saß eine 19-jährige Frau bei mir in der Sprechstunde. Sie erzählte von einer fast zehnjährigen Leidensgeschichte mit immer wiederkehrenden Kopfschmerzen. Schon nach kurzer Zeit war klar: Es handelt sich eindeutig um Migräne. Sie und ihre Mutter berichteten sehr offen von dem langen Weg, den sie bereits hinter sich hatten – von zahlreichen Arztbesuchen, unterschiedlichen Diagnosen und unzähligen Versuchen, die Schmerzen in den Griff zu bekommen. Und dann brach es aus der Mutter heraus:»Sie können sich gar nicht vorstellen, was meiner Tochter schon alles empfohlen wurde.«

Ich bin neugierig – als jemand, der schon viel gehört hat, bin ich meistens auf alles gefasst. Aber was dann kam, hat mich wirklich getroffen. Der Mutter war gesagt worden, die Migräne ihrer Tochter läge daran, dass sie noch Jungfrau sei.

In solchen Momenten bleibt mir, ehrlich gesagt, kurz die Luft weg. Das ist kein schräger, harmloser Tipp mehr, sondern eine völlig unhaltbare, verletzende und übergriffige Aussage. Ich habe den Schock der jungen Frau deutlich gespürt – und war genauso erschüttert.

Solche Aussagen sind nicht nur medizinisch komplett falsch, sie stigmatisieren Betroffene zusätzlich und geben ihnen das Gefühl, selbst schuld zu sein. Das ist nicht akzeptabel.

ZAUBERSTEINE UND CO.

Oft sind die Empfehlungen aber einfach nur abstrus und ein bisschen lustig. Hier hat sich vor allem Social Media den zweifelhaften Ruhm erworben, ein wahres Sammelsurium an Merkwürdigkeiten der Migräne-Therapie aufzufahren.

Haarklammern über die Augenbrauen klemmen. Vor einiger Zeit kursierten auf Instagram Videos, in denen gezeigt wurde, wie man angeblich eine akute Migräne-Attacke mit Haarklammern in den Augenbrauen durchbrechen kann. Es mag tatsächlich Menschen geben, die auf eine Stimulation der Region über den Augenbrauen mit einer leichten Schmerzreduktion reagieren – so ähnlich wie bei einer Akupressur. Dafür braucht man aber ganz sicher keine modisch zweifelhaften Haarklammern aus dem Drogeriemarkt.

Selbst wenn man diese Stelle stimuliert: Eine Migräne-Attacke lässt sich damit nicht einfach abschalten. Genau das wird in solchen Videos aber suggeriert – als gäbe es eine simple, schnelle Lösung für ein komplexes neurologisches Geschehen. Das ist schlicht nicht realistisch und setzt Betroffene unnötig unter Druck, wenn es nicht funktioniert.

Die Füße in heißes Wasser stellen. Eines meiner Lieblingsvideos, das immer wieder durch die sozialen Medien geistert, zeigt den Tipp: »Stelle deine Füße in heißes Wasser – dann hört die Migräne auf!« Sehr »wissenschaftlich« wird dort erklärt, dass sich durch das heiße Wasser die Blutgefäße in den Füßen weiten und sich dadurch die Blutgefäße im Kopf zusammenziehen.

Ich bin, ehrlich gesagt, sehr froh, dass das nicht funktioniert – sonst müssten wir alle bei jedem heißen Bad befürchten, dass wir einen Schlaganfall bekommen. Die Regulation der Blutgefäße im Kopf ist ein äußerst komplexes, weitgehend autonomes System. Sie lässt sich durch die Temperatur der Füße nicht einfach steuern. Das Einzige, was beim

»Heiße-Füße-Experiment« zuverlässig passiert, ist: Man riskiert Brandblasen. Und, ja, der plötzlich starke Schmerz an den Füßen könnte tatsächlich dazu führen, dass man die Kopfschmerzen kurzzeitig weniger wahrnimmt, weil das Gehirn mit dem neuen Schmerzreiz beschäftigt ist. Aber eine Migräne-Attacke lässt sich damit ganz sicher nicht beenden.

Migräne-Piercings: Immer wieder werde ich auf sogenannte Migräne-Piercings angesprochen – sie werden in den sozialen Medien fast schon als Wundermittel gefeiert. Dabei wird ein Piercing am Tragus, also am kleinen Knorpel vor dem Gehörgang, gesetzt. Angeblich befindet sich hier der Aus-Knopf der Migräne.

Die Realität sieht anders aus: Ein solches Piercing kann die Migräne nicht verhindern oder beenden. Es gibt keine seriösen wissenschaftlichen Studien, die eine Wirkung belegen. Stattdessen kann es sogar negative Folgen haben – von langwierigen Entzündungen bis hin zu schmerzhaften Knorpelschäden.

Wer also ohnehin Lust auf ein neues Piercing hat, kann sich natürlich eines stechen lassen – aber bitte nicht in der Hoffnung, damit die Migräne loszuwerden.

Migräne-Ringe: Beliebt sind in den Medien auch sogenannte Migräne-Ringe. Die Idee dahinter klingt natürlich verlockend: Einfach einen speziellen Ring tragen – und schon bleiben die Migräne-Attacken aus.

Das wäre wunderbar, wenn es so einfach wäre. Aber du weißt ja inzwischen: Schnelle Lösungen sind bei Migräne fast nie echte Lösungen. Genau so ist es hier: Wissenschaftliche Belege gibt es nicht und der Effekt ist bestenfalls ein kurzfristiger Placebo-Effekt.

Die Kreativität kennt keine Grenzen. Im Internet findet man auch Menschen, die empfehlen, einen Löffel Senf zu essen, auf der linken Seite zu schlafen, barfuß auf einen Kupferteller zu steigen oder eine brennende Zimtstange im Zimmer zu schwenken, um die Migräne zu vertreiben. Manche schwören auf tägliches Trinken von Selleriesaft, andere auf eine strenge »Antimigräne-Diät«, bei der man praktisch nichts mehr essen darf außer Reis und Brokkoli.

Es spricht grundsätzlich nichts dagegen, auch Dinge auszuprobieren, für die es noch keine wissenschaftliche Studie gibt. Vielleicht ist irgendwann mal etwas dabei, das tatsächlich hilft. Aber ich würde auf alles verzichten, was potenziell Schaden anrichten kann – zum Beispiel invasive Operationen, bei denen Muskeln oder Nerven durchtrennt werden. Und ich würde auf alles verzichten, was sehr viel Geld kostet. Denn das ist meistens ein ziemlich guter Hinweis dafür, dass es weniger um die Heilung der Migräne geht, sondern vor allem um den Geldbeutel des Anbieters.

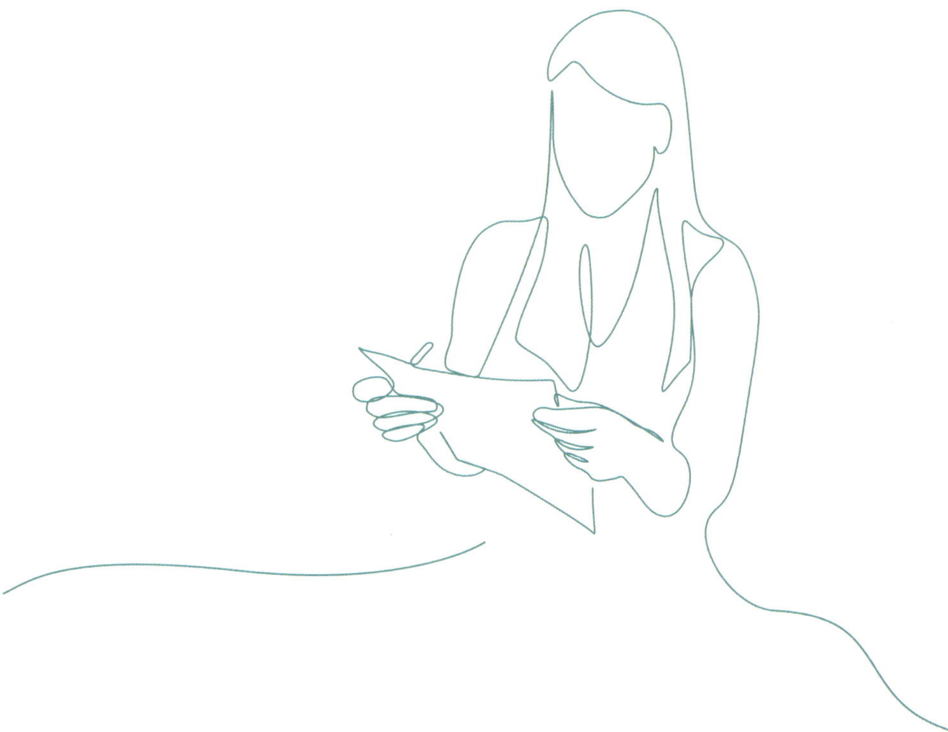

12
ZUM SCHLUSS

Es gibt keine hoffnungslosen Fälle

Immer wieder werde ich gefragt, ob es Menschen mit Migräne gibt, die »austherapiert« sind, bei denen wirklich gar nichts mehr hilft. Meine Antwort darauf ist ein klares Nein.

Natürlich gibt es Patientinnen und Patienten, die sehr vieles ausprobiert haben – Medikamente, Lebensstilveränderungen, alternative Verfahren. Und manchmal scheint es, als würde nichts dauerhaft helfen. Doch auch in diesen Fällen bin ich überzeugt: Es gibt immer Möglichkeiten. Und es gibt immer Hoffnung.

Denn Migräne ist keine starre Krankheit. Sie verändert sich im Laufe des Lebens. Viele Betroffene erleben Phasen mit häufigen, schweren Attacken – und dann wieder ruhigere Zeiten, in denen die Migräne seltener aufkommt oder sogar fast verschwunden ist. Das gilt insbesondere im Zusammenhang mit hormonellen Veränderungen: Bei vielen Frauen nehmen die Beschwerden mit der Menopause deutlich ab oder hören ganz auf. Das ist vielleicht kein Trost für eine junge Frau Anfang 20 – aber es ist ein Aspekt, der zeigt: Es bleibt nicht immer so, wie es gerade ist.

Ich sehe das auch in meiner täglichen Arbeit immer wieder. Da sitzen Patientinnen vor mir, in Tränen aufgelöst, erschöpft vom Dauerschmerz, verzweifelt, mit dem Gefühl: »Ich weiß gar nicht, wie das Leben weitergehen soll.« Und dann treffe ich sie einige Monate später wieder. Vielleicht haben wir gemeinsam eine Therapie gefunden, die endlich wirkt. Vielleicht hat sich im Leben etwas bewegt – ein Wechsel im Beruf, eine neue Struktur im Alltag, mehr Ruhe, weniger Stress. Und plötzlich sieht die Welt ganz anders aus.

Erst heute habe ich eine Medizinstudentin gesehen, die ich lange Zeit begleitet habe. Sie hatte in einer Lernphase für das Examen das Gefühl, dass sie das alles nicht schaffen kann. Die Migräne war heftig, die Erschöpfung groß. Sie dachte damals: »Ich werde nie Ärztin werden können.« Heute steht sie im praktischen Jahr. Sie hat ihr Examen bestanden, ihre Symptome sind deutlich besser und sie überlegt jetzt, welches Fachgebiet sie für ihre Facharztausbildung wählen soll. Das sind für mich bewegende Begegnungen, die zeigen: Es kann sich immer etwas ändern. Und das tut es auch meistens!

Die Migräne selbst ist nicht immer das Einzige, was sich bessert. Auch der Umgang mit ihr kann sich verändern. Viele Menschen lernen, ihren Alltag so zu gestalten, dass er besser zu ihren Bedürfnissen passt. Nichtmedikamentöse Maßnahmen – etwa Entspannungsübungen, regelmäßige Bewegung, Schlafhygiene, gesunde Ernährung – helfen dabei. Und manchmal ist auch psychotherapeutische Unterstützung hilfreich, um mit Belastung, Schmerz und Frust besser umzugehen.

Nicht zuletzt tut sich medizinisch unglaublich viel – die Migräneforschung ist in Bewegung. Noch vor wenigen Jahren waren bestimmte moderne Therapien wie die Antikörper gegen CGRP reine Zukunftsmusik, heute helfen sie vielen Menschen spürbar. Und die Entwicklung geht weiter. Ständig kommen neue Erkenntnisse und Wirkstoffe hinzu. In den nächsten Jahren erwarten wir noch zahlreiche Innovationen.

Deshalb möchte ich dich auch in den schwierigen Phasen ermutigen: Versuche, nicht nur auf das zu schauen, was gerade nicht geht. Denn konzentriert man sich ausschließlich auf das Negative, wird es immer größer und erdrückender. Viel hilfreicher ist, sich bewusst auch auf das zu fokussieren, was trotz allem funktioniert: ein schmerzfreier Tag. Ein gutes Gespräch. Ein Spaziergang. Ein Moment der Leichtigkeit.

Dankbarkeit ist kein Schönreden, sondern ein Weg, das Leben wieder mehr ins Gleichgewicht zu bringen. Natürlich darf man sich beschweren. Natürlich ist es anstrengend, mit einer chronischen Erkrankung zu leben. Aber es macht sie nicht besser, wenn man sich nur auf das Schwere konzentriert. Es wird leichter, wenn man sich erlaubt, trotzdem gut zu leben – mit dem, was gerade möglich ist.

Du bist nicht allein. Du bist nicht machtlos. Es gibt immer Wege. Und es gibt immer Hoffnung.

DANKE

Mein Dank gilt meiner Familie. Meinem Mann Roland danke ich von Herzen für seine unerschütterliche Unterstützung, seine Geduld, seine Liebe und dafür, dass er mir stets den Rücken freigehalten hat. Und meinem Sohn Winston dafür, dass er mir immer wieder vor Augen führt, was das wirklich Wichtige im Leben ist.

Ebenso danke ich meinem großartigen Team des Westdeutschen Kopfschmerzzentrums der Universitätsmedizin Essen, insbesondere Anja, Kristina, Desiree, Ulla, Katharina, Tamar, Jana, Juan und Julia, die täglich mit Professionalität und Empathie für unsere Patientinnen und Patienten da sind.

Meiner Forschungsarbeitsgruppe Kopfschmerz und Schwindel danke ich für ihre Neugier und ihren Einsatz, besonders Armin, Diana und Lukas.

Mein Dank gilt auch dem gesamten Team des Verlags für die vertrauensvolle Zusammenarbeit.

Und schließlich danke ich all den Patientinnen und Patienten, deren Geschichten diesem Buch seine Tiefe geben.

MEHR VON MIR FINDEST DU HIER

Instagram

Podcast

Website

VERLAGSDANK

Liebe Dagny, ein großes Dankeschön an dich, wie du mit außergewöhnlicher Expertise, echter Empathie und beeindruckender Klarheit vermittelst, was tatsächlich hinter Migräne steckt. Besonders wertvoll sind die vielen Fallbeispiele, die du mit so viel Einfühlungsvermögen schilderst. Dieses Buch stärkt all jene, die mit Migräne leben müssen.

Vielen lieben Dank an Christine Kluge für die redaktionelle Unterstützung im Hintergrund und an Dr. Kai Schwertner und Doreen Köstler für das sorgfältige Lektorat.

Wir bedanken uns bei unserer Mitarbeiterin Caroline Mohr für Layout, Gestaltung und Buchsatz sowie bei Justyna Schwertner für die Porträtfotografie.

Ein besonderer Dank gilt auch allen weiteren Beteiligten: Claudia Braun, Lea Lambrich, Markus Neis, Maria Berning und Jenny du Mont – danke für euer Engagement und euren stetigen Einsatz für die Qualität, die unsere Bücher auszeichnet.

WEITERFÜHRENDE INTERNETSEITEN

Selbsthilfeorganisation
MigräneLiga e. V. Deutschland
www.migraeneliga.de

Bundesverband der
Clusterkopfschmerz-Selbsthilfe-
Gruppen (CSG) e. V.
www.clusterkopfschmerz.de

Deutsche Migräne- und Kopf-
schmerzgesellschaft e. V. (DMKG)
www.dmkg.de
Hier findet man eine Expertenliste mit heimatnahen Kopfschmerzexperten und -expertinnen.

Internationale Klassifikation von
Kopfschmerzerkrankungen
ichd-3.org/de/

IMPRESSUM

Originalausgabe
Becker Joest Volk Verlag GmbH & Co. KG
Bahnhofsallee 5, 40721 Hilden, Deutschland
www.bjvv.de, info@bjvv.de

3. Auflage März 2026

BECKER
JOEST
VOLK
VERLAG

ISBN 978-3-95453-320-6

Autorin Prof. Dr. med. Dagny Holle-Lee
Projektleitung Claudia Braun
Redaktion Christine Kluge
Covergestaltung, Porträt Dipl.-Des. Justyna Schwertner
Buchgestaltung und -satz Dipl.-Des. Caroline Mohr
Lektorat Dr. Kai Schwertner, Doreen Köstler
Druck Westermann

Haftungsausschluss Alle Ratschläge in diesem Buch wurden von der Autorin und vom Verlag sorgfältig erwogen und geprüft. Eine Haftung des Autors oder des Verlags und seiner Beauftragten für Personen-, Sach- und Vermögensschäden ist jedoch ausgeschlossen. Diese Publikation präsentiert die Methode, die Meinungen und Vorstellungen der Autorin. Sie soll Hilfreiches und Informatives zu dem unter anderem behandelten Thema »Kopfschmerz« nebst Begleiterkrankungen, Diagnostik, Prävention, Medikation und Therapie bieten. Sie ersetzt aber nicht die individuelle und ärztliche Beratung. Autorin und Verleger des Buches erbringen keine medizinischen, gesundheitlichen oder persönlichen beziehungsweise fachlichen Leistungen. Bei Vorerkrankungen oder beim Auftreten von Komplikationen sollte der Leser in jedem Fall einen Arzt konsultieren, bevor Ratschläge aus diesem Buch (weiter) umgesetzt werden. Das Programm ist gegebenenfalls nach ärztlicher Weisung anzupassen oder abzubrechen.

Der Verlag weist ausdrücklich darauf hin, dass im Text enthaltene externe Links vom Verlag nur bis zum Zeitpunkt der Buchveröffentlichung eingesehen werden konnten. Auf spätere Veränderungen hat der Verlag keinerlei Einfluss. Eine Haftung für Links ist aus diesem Grund ausgeschlossen.

Bildcredits alle Illustrationen: iStock